KB090730

잠 못들 정도로 재미있는 이야기

병리학

시가 미쓰구 감수 | 윤관현 감역 | 정세환 옮김

BM (주)도서출판 성안당

'건강'과 '질병'의 차이를 아는 것이 병리학의 기본

지금 일본은 100세까지 사는 것이 당연한 일이 된 초고령 사회에 돌입했다. 일본 정부가 주도하는 '인간 만들기 혁명'의 일환으로 '인생 100세 시대 구상 회의'가 설치되어 여러 번에 걸쳐 전문가들의 논의가 이루어졌다.

한 연구에서는 2007년에 일본에서 태어난 아이의 절반가량이 107세보다 오래 산다고 예상했으며, 오랫동안 인생 80년을 주창했던 라이프 코스를 헤이세이에서 레이와로 연호가 바뀌는 2019년 4월을 기해 수정할 때가 되었다고 말할 수 있다.

그러나 인생이 길어지면 길어질수록 인간은 여러 가지 질병과 맞닥뜨리는 일도 많아진다. 사람이 100년을 사는 동안 어쩌면 한 번도 병에 걸리지 않는 사람은 없을 것이다. '생로병사'라는 말도 있듯이 누구나 일생에 한 번 정도는 자신이나 가족이 병과 관련이 될 것이다.

그러나 오늘날과 같은 정보사회 속에서 의료 정보는 넘쳐나는 반면, 정보가 오히려 제대로 소화되지 못하고 있으며 정확한 용어의 뜻을 모르지만 이제 와서 물어보기가 창피하다고 느끼는 사람도 적지 않다.

하는 수 없이 직접 인터넷 정보 등에 의지하기는 하는데 이런 식으로 검색을 하면 아무래도 단편적인 지식을 얻는 데 그치는 경우가 많다. 중구난방인 지식을 제대로 연결하려면 겉으로 드러나는 현상 뒤에서 인간의 몸에 어떤 일이 일어나는지에 대해 아는, 즉 질병의 구조를 이해할 수 있는 '병리학'의 도움을 빌리는 방법이 바람직할 것이다.

병리학이라는 말을 들으면 어려운 학문일 것이라고 생각하는 경향이 있는데, 병리학을 한마디로 정리하면 '왜 병에 걸리는가?'에 대해 의학적 근본을 밝히는 학문이라고 할 수 있다. 따라서 '건강'과 '질병'이 도대체 무엇이 다른지에 대해 전반적으로 배운다면 쉽게 이해할 수 있을 것이다. 그중에서도 특히 대부분의 질병은 세포 이상 때문에 생기기 때문에 먼저 우리 몸을 이루는 세포에 대해 알아 두는 것이 중요하다. 그래서 제1장에서 '세포'에 대한 주제부터 이야기를 시작하고 있다.

또한 저자는 중학생도 재미있게 이해할 수 있도록 도해를 첨가하여 설명했다. 그림을 보면서 읽어 나가면 질병의 원인을 찾는 것에서 시작하여 인체의 신비를 깨닫게 되는 경험을 할 수 있을 것이다.

전문가의 눈으로 봤을 때는 분명 내용이 충분하지 않거나 어느 면에서는 전문적으로 설명해야 하는 부분을 희생한 부분도 있을 것이다. 그러나 이 책은 질병에 대해 알고 싶은 사람을 '재미있고, 쉽게 이해시키기'를 목표로 삼고 있다. 또한 여러 주장이 대립하는 사안에 관해서는 그다지 깊이 파고들지 않고 극히 일반적으로 인지되어 교과서에 실리는 정도 수준의 내용으로 다루는 데 그쳤다. 그래도 귀에 익숙하지 않는 어려운 용어가 등장할 것이며 중요한 의학용어는 처음 나왔을 때 쉽게 설명하려고 노력했다. 기본 용어만 알고 있다면 다음에 그 단어를 들었을 때 어렵다는 선입견이 사라질 것이다.

질병은 우리 모두와 무관하지 않다. 의학용어에 익숙해져서 의사와 만났을 때도 질병에 대해 올바르게 이해할 수 있게 된다면 더 없이 기쁠 것이다.

감수자
시가 미쓰구

* 이 책의 내용은 극히 일반적인 병리학의 식견에서 서술되었으며 각 케이스에서 병상, 병리에는 개인차가 있다. 실제 진단, 치료는 자기 책임 하에 이루어진다는 사실을 이해하기 바란다.

머리말 │ '건강'과 '질병'의 차이를 아는 것이 병리학의 기본 2

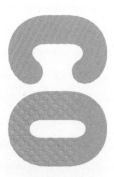

제1장

세포, 그 불가사의한 정체 7

01_사람의 몸을 구성하는 40조 개에 달하는 세포 8

02_다양한 얼굴을 가지고 있는 세포 10

03_세포를 뒷받침하는 소기관들 12

04_세포소기관의 특이한 작용 14

05_생명의 설계도로 불리는 DNA 16

06_센트럴 도그마란 무엇인가? 18

07_유전자와 DNA는 어떻게 다른가? 20

08_체세포에는 46개의 염색체가 있다 22

09_모성유전인 미토콘드리아 DNA 24

10_유전자가 관여하는 질병 26

COLUMN │ 병리학이란 어떤 학문인가? 28

제2장

변신하여 싸우는 세포들의 실로 놀라운 능력 29

11_세포는 살아남기 위해 모습을 바꾼다 30

12_세포에게는 두 가지의 죽는 방법이 있다 32

13_몸의 방위대 '면역세포' 34

14_몸의 면역 시스템과 노화 36

15_'생명의 회수권' 텔로미어란? 38

16_꿈의 장수 유전자 시르투인 40

17_진행되고 있는 iPS세포의 임상 연구 42

COLUMN │ 플라나리아의 분화와 도마뱀의 꼬리 44

CONTENTS

차례

병리학

잠 못들 정도로 재미있는 이야기

제3장

몸속을 순환하는 혈액의 역할 45

18_ 혈액이란 무엇인가? 46
19_ 몸 전체를 돌고 돌아 혈액을 순환시키는 혈관 48
20_ 혈액은 어디에서 만들어지는가? 50
21_ 산소 운반 담당자, 적혈구 52
22_ 빈혈은 어떻게 일어나는가? 54
23_ 몸의 방위대, 외부의 적으로부터 우리 몸을 지키는 백혈구 56
24_ 혈관을 보수하는 혈소판 58

COLUMN | 이코노미클래스증후군 60

제4장

알아 두면 요긴한 암의 특성 61

25_ 암이란 악성 종양의 총칭을 말한다 62
26_ 종양이란 무엇인가? 64
27_ 어떻게 해서 암이 되는가? ① 66
28_ 어떻게 해서 암이 되는가? ② 68
29_ 우리 주변의 발암물질 70
30_ 암의 스테이지란 무엇인가? 72
31_ 암은 유전되는가? 74
32_ 발전하는 암게놈 해석 76
33_ 면역항암제 옵디보란? 78

COLUMN | 냄새로 암을 발견하는 암 탐지견 80

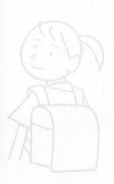

제5장

다양한 암의 종류와 원인 81

34_ 자궁 입구에 생기는 자궁경부암 82

35_ 유방암은 젖샘에 발병하는 악성 종양 84

36_ 남성의 발병률 1위인 폐암 86

37_ 위암의 원인이 되는 파일로리균의 감염 88

38_ 간세포암과 간염 바이러스 90

39_ 음식과 간암과의 관계 92

40_ 식도암과 역류성 식도염의 관계 94

41_ 초기 증상이 별로 없는 대장암 96

42_ 암 중에서도 까다로운 췌장암 98

43_ 혈액암, 백혈병 100

44_ 담낭이나 쓸개관에 발병하는 담도암 102

45_ 고령 남성에게 많은 전립샘암 104

46_ 스스로 발견할 수 있는 설암 106

COLUMN | 최신 의료 암 PET 검사 108

제6장

몸의 각 장기에 발병하는 주요 질병과 원인 109

47_ 돌연사에 이를 수 있는 허혈성 심질환 110

48_ 호흡기에서 볼 수 있는 주요 질병 112

49_ 소화관의 주요 질병과 증상 114

50_ 침묵의 장기, 간에 생기는 질병 116

51_ 담낭과 췌장에 발병하는 질병 118

52_ 호르몬을 분비하는 내분비기관 질병 120

53_ 비뇨기 질병 122

54_ 중추신경계 질병 124

COLUMN | 앞으로의 의료 체계 126

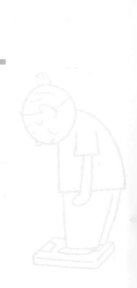

6

제 1 장

세포,
그 불가사의한 정체

우리의 몸은 매우 많은 세포로 이루어져 있다.
질병은 세포 이상 때문에 발생하기 마련이므로 먼저 세포의 정체를 알아보자.

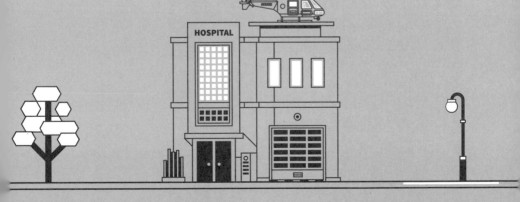

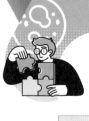

01 사람의 몸을 구성하는 40조 개에 달하는 세포

세포는 수명이 있으며 자살하기도 한다

세포란 우리의 몸을 이루고 있는 생명의 최소단위이며 지질 성분의 막으로 둘러싸여 있는 주머니이다. 사람의 몸은 약 40조 개나 되는 세포가 모여 만들어졌으며 세포 하나하나는 스스로 호흡을 하며 살아간다. 한 개의 세포가 분열하여 두 개 이상의 새로운 세포가 만들어지는 현상을 '세포 분열'이라 하며, 이 분열의 한계를 수명이라고 한다. "모든 세포는 세포에서 태어난다."(독일의 병리학자 루돌프 피르호(Rudolf Virchow)의 말)

형태나 크기, 수명은 제각기 달라서 하루 만에 교체되는 세포가 있는 반면, 수개월, 수년 또는 심장이나 뇌 신경세포와 같이 평생 세포 분열을 하지 않는 경우도 있다.

세포들이 모여 같은 기능을 하는 조직을 만들고 몸을 유지하는 데 필요한 기능을 갖춘 기관을 만들며, 이들이 모여 개체를 형성한다.

하나의 세포는 '핵'과 '세포질', 그리고 이들을 둘러 싼 '세포막'으로 구성되어 있다. 영어로 세포를 cell(셀, 작은 방)이라고 한다. 평균 크기는 지름이 20㎛(마이크로미터)로, 0.02mm 정도이다. 세포는 질병이나 사고로 죽을 뿐 아니라 스스로 죽기도 한다. 세포의 자살 행위는 개체를 보다 좋은 상태로 유지하기 위해 적극적으로 행해진다. 예를 들어 올챙이처럼 손이나 발이 생겨나는데 꼬리가 없어지는 이유는 개구리로 성장하기 위해 스스로 꼬리 세포를 죽이기 때문이라고 알려져 있다. 매분마다 무려 약 3억 개, 하루에 3,000억~4,000억 개의 세포가 자살을 한다고 한다. 죽은 세포의 무게는 약 200g인데 새롭게 만들어지는 세포와 죽는 세포가 상쇄되기 때문에 체중에는 그

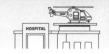

다지 변화가 없다(세포의 죽음에 관해서는 32쪽을 참조).

세포는 생명의 최소단위

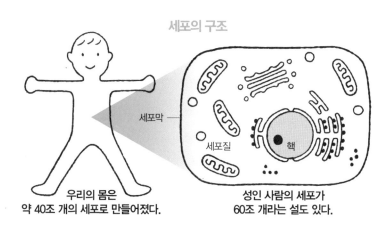

세포의 구조

세포막

세포질

핵

우리의 몸은
약 40조 개의 세포로 만들어졌다.

성인 사람의 세포가
60조 개라는 설도 있다.

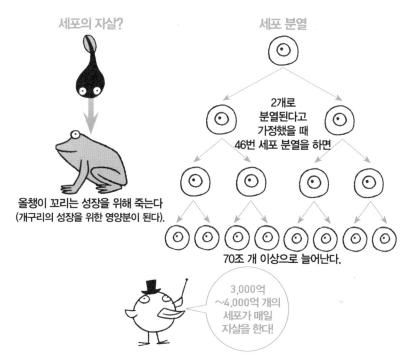

세포의 자살?

올챙이 꼬리는 성장을 위해 죽는다
(개구리의 성장을 위한 영양분이 된다).

세포 분열

2개로
분열된다고
가정했을 때
46번 세포 분열을 하면

70조 개 이상으로 늘어난다.

3,000억
~4,000억 개의
세포가 매일
자살을 한다!

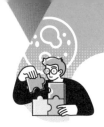
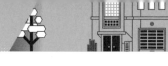

02 다양한 얼굴을 가지고 있는 세포

세포가 모여 몸의 조직을 만든다

세포의 종류는 250~300종류에 이른다고 하는데 몸 전체를 이루는 세포 40조 개 가운데 의외인 점은 60% 이상이 '적혈구'라는 사실이다. 혈액세포(혈액)에는 적혈구, 백혈구, 혈소판 등 세 가지가 있으며, 적혈구는 산소의 운반, 백혈구는 살균과 면역, 혈소판은 혈액응고의 역할을 담당한다(자세한 내용은 3장을 참조).

적혈구는 예외적으로 핵이 없는 세포이고, 효소를 운반하는 헤모글로빈을 가득 담은 작은 주머니와 같다. 적혈구는 완성되기 직전에 핵을 방출하는 '탈핵'이라는 과정을 거치는 것일 뿐 처음부터 핵이 없는 세포가 아니다. 혈소판도 핵이 없으며 골수 속의 가장 큰 '거대핵세포'라는 세포에서 생산된다.

같은 기능을 하는 여러 가지 세포가 모여 '조직'을 만든다.

조직은 세포가 모여 어떤 기능을 수행할 수 있는 단위, 또는 구조가 된다고 설명하는 편이 이미지로 떠올리기 쉬울지도 모르겠다. 현미경으로 봤을 때 겨우 알아볼 수 있는 차원의 구조이다.

'근육세포', '신경세포', '지방세포' 등이 모여 각각 '근육조직', '신경조직', '지방조직'이 된다. 상피조직도 있는데 전형적인 조직은 피부 표피나 소화관의 점막이다. 또한 조직끼리 뭉쳐서 유지되는 '결합조직'이라는 것도 있다.

이처럼 여러 조직이 모여 장기나 기관을 만든다. 내장뿐 아니라 '장(臟)'이라는 한자를 쓰지 않는 감각기관도 장기라고 할 수 있다. 심장, 간, 폐, 기관, 식도, 창자, 쓸개, 방광, 뇌, 척수, 근육 등 각 장기는 조직이 모여 만들어진다.

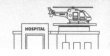

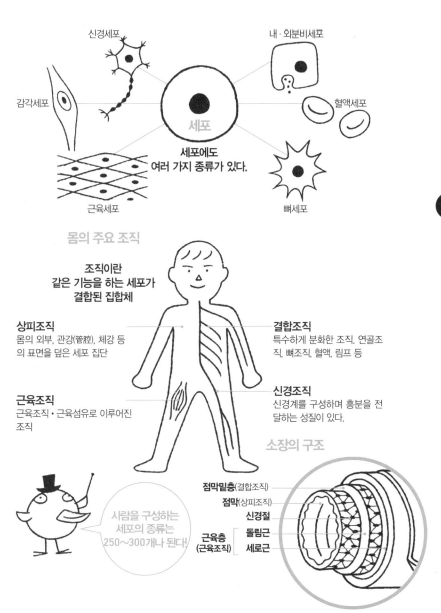

신경세포

내·외분비세포

감각세포

혈액세포

세포

세포에도
여러 가지 종류가 있다.

근육세포

뼈세포

몸의 주요 조직

**조직이란
같은 기능을 하는 세포가
결합된 집합체**

상피조직
몸의 외부, 관강(管腔), 체강 등
의 표면을 덮은 세포 집단

결합조직
특수하게 분화한 조직. 연골조
직, 뼈조직, 혈액, 림프 등

근육조직
근육조직 · 근육섬유로 이루어진
조직

신경조직
신경계를 구성하며 흥분을 전
달하는 성질이 있다.

소장의 구조

점막밑층(결합조직)

점막(상피조직)

신경절

근육층
(근육조직)

돌림근

세로근

사람을 구성하는
세포의 종류는
250~300개나 된다!

다양한 역할을 가지고 있는 세포

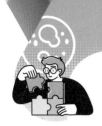

03 세포를 뒷받침하는 소기관들

미토콘드리아는 에너지를 만들어 낸다

세포를 좀 더 자세히 들여다보면 원형질이라고 하는 반유동성 수분 속에 입자가 큰 다른 물질이 녹아 있는 '콜로이드 용액'으로 되어 있다. 핵이나 골지(Golgi)체, 미토콘드리아 등의 다양한 형태와 기능을 가진 '세포소기관'이 존재하고, 이들이 각각의 역할을 담당하면서 생명을 유지한다.

핵은 이중으로 된 핵막으로 인해 핵 이외의 부분은 '세포질'과 떨어져 있다. 핵막에는 여러 개의 구멍이 뚫려 있는데 이를 핵구멍이라고 하며 핵과 세포질 중간에 위치해 있어 물질이 서로 이동을 한다. 세포는 고유의 기능을 갖는 다양한 세포소기관과 부피의 약 70%를 차지하는 '세포바탕질'이라고 하는 반투명 액체로 나뉜다.

세포질에서 많이 볼 수 있는 편평한 주머니 모양의 소기관을 '소포체'라고 하는데, 표면에 '리보솜'이라는 단백질 과립이 붙어 있는 '조면소포체'와 표면이 매끈매끈한 '활면소포체', 두 종류가 있다. '골지체'는 세포 밖으로 분비되는 단백질에 당을 추가하거나 세포 내의 불필요한 물질을 소화시키는 '리소좀'을 합성한다(이들 소기관에 대한 상세한 내용은 14쪽을 참조).

'미토콘드리아'에서는 당, 지방, 산소로부터 세포 활동에 필요한 에너지인 'ATP(아데노신3인산)'를 생산한다. 각 세포 내에 수백 개가 존재하며 특히 세포 속에서 대량의 에너지를 사용하는 근육세포나 간세포 등에는 그 수가 수천 개나 존재한다고 알려져 있다.

'세포막'은 세포 전체를 감싸는 두께 약 10nm(나노미터/100만 분의 1mm)의 매우 얇은 막이다. 보통 이중으로 되어 있으며 이를 통해 세포 내 환경을 일

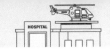

정하게 유지하고 불필요한 물질의 진입을 저지하는 기능을 한다.

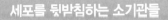

세포를 뒷받침하는 소기관들

세포이 소기관을 총칭하여 '오가넬라(oraganella)'라고 하며 협력하면서 세포 한 개의 활동을 지원한다!

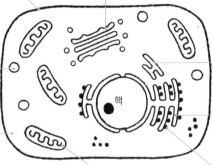

세포막
산소, 이산화탄소를 통과시키고 수용성 물질은 통과하기가 어려워 세포 내 환경을 일정하게 유지한다.

골지체
단백질을 운반하고 세포 밖으로 분비한다.

리소좀
단백질이나 지방을 가수분해산소로 분해한다.

세포질
세포질에서 세포소기관을 제외한 부분. 단백질, 아미노산, 글루코오스 등이 포함된다.

핵

미토콘드리아
산소를 사용하여 에너지를 만든다.

활면소포체
지질 성분의 합성, 호르몬의 합성

조면소포체
단백질을 합성한다.

리보솜
RNA에서 단백질을 번역하는 장소

13

세포를 뒷받침하는 소기관들

미토콘드리아는 에너지 'ATP'를 만들어 낸다

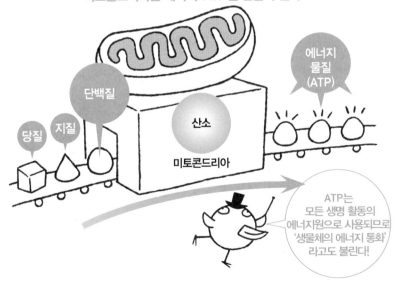

당질

지질

단백질

산소

미토콘드리아

에너지 물질 (ATP)

ATP는 모든 생명 활동의 에너지원으로 사용되므로 '생물체의 에너지 통화'라고도 불린다!

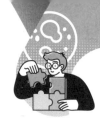

04 세포소기관의 특이한 작용

소포체, 골지체, 리보솜, 리소좀

우리의 몸은 많은 세포로 성립된 '다세포체'이다. 세포는 특징에 따라 핵을 가진 '진핵세포(眞核細胞)'와 핵이 없는 '원핵세포(原核細胞)'로 나뉜다. 원핵세포로 이루어진 원핵생물은 핵이 없을 뿐 아니라 진핵세포로 이루어진 진핵생물보다 작고 세포소기관이 별로 없는 '단세포생물'이다.

그러나 진핵생물 중에는 효모와 같은 단세포생물도 있다. 원핵세포가 먼저 만들어졌고 단세포성 진핵생물, 그 다음으로 다세포성 진핵생물의 순서로 진화되어 왔다. 진핵세포 중 앞에서 설명하지 못한 세포소기관을 여기서 좀 더 상세하게 소개하려고 한다.

❶ '소포체'는 편평한 주머니 모양의 막 구조가 여러 겹 겹쳐진 구조로 되어 있고 막 표면에 리보솜 입자를 가지고 있는 소포체를 '조면소포체'라고 하는데 이는 합성된 단백질 등의 운송 통로이다. 리보솜 입자가 없는 소포체를 '활면소포체'라고 하며 호르몬 등을 합성한다. ❷ '골지체'는 발견자의 이름을 따서 붙인 명칭이다. 대여섯 장을 여러 개 겹친 편평한 '주머니'와 그 주변에 붙어 있는 소포로 이루어져 있다. 소포체에서 보낸 단백질을 농축시켜 세포 바깥으로 분비한다고 여겨진다.

❸ '리보솜'은 여러 생물의 세포 내에 존재하는 소기관이다. 유전정보를 판독하여 단백질로 변환하는, 이른바 '번역(18쪽 참조)'이 이루어지는 장소다.

❹ '리소좀'은 용해소체라고도 부르며 세포 내 소화를 담당하는 부분이다. 가수분해효소를 가지고 있어 막 내로 들어온 생체고분자는 여기서 가수 분

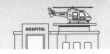

해된다. 분해된 물체 가운데 유용한 부분은 세포질에 흡수되며 필요 없는 물질은 대부분 세포 밖으로 폐기된다.

진핵세포의 소기관들

원핵세포
세균과 같이 세포 내에 핵이 없는 세포

진핵세포

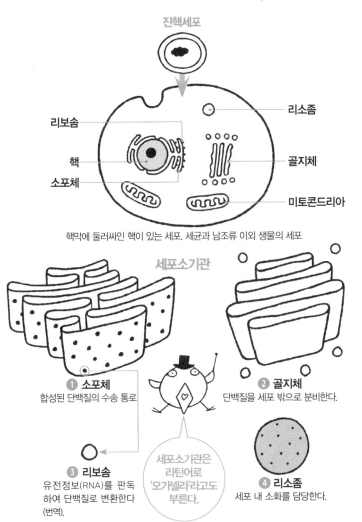

리보솜

핵

소포체

리소좀

골지체

미토콘드리아

핵막에 둘러싸인 핵이 있는 세포. 세균과 남조류 이외 생물의 세포

세포소기관

① 소포체
합성된 단백질의 수송 통로

② 골지체
단백질을 세포 밖으로 분비한다.

③ 리보솜
유전정보(RNA)를 판독하여 단백질로 변환한다 (번역).

세포소기관은 라틴어로 '오가넬라'라고도 부른다.

④ 리소좀
세포 내 소화를 담당한다.

세포소기관의 특이한 작용

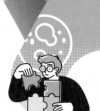
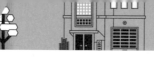

05 생명의 설계도로 불리는 DNA

4종류의 물질이 유전정보를 좌우한다

세포의 핵 안에 있는 염색체 속에는 사람의 외모나 뇌 기능, 수명 등에 영향을 주는 유전자가 들어 있어 부모로부터 자녀에게 다양한 유전정보를 전달한다.

유전정보는 염색체의 'DNA'에 축적되어 있다. A(아데닌), C(시토신), G(구아닌), T(티민)와 같이 4종류의 염기가 줄줄이 연결되어 있는 물질이 DNA이다. 4종류의 염기로 조립되고 다양한 배열로 인해 한 사람 한 사람이 각각 다른 유전정보를 가지고 있어 '생명의 설계도'로 일컬어진다.

DNA는 'Deoxyribonucleic acid'의 약자로 '디옥시리보오스라는 당을 함유한 산성을 띤 물질'이라는 의미에서 '디옥시리보 핵산'이라고 부른다.

DNA는 2개의 사슬(이중나선 구조)로 되어 있는데, 이들 두 사슬에는 중요한 규칙이 있다. 그것은 A와 T, C와 G가 쌍을 이루며 대각선을 이루고 있다는 사실이다. 사람의 몸은 한 개의 수정란에서 시작하여 분열을 거듭하여 40조 개나 되는 세포로 완성된다. 수정란을 내포하고 있는 DNA는 세포 분열을 할 때마다 복제하여 동일한 유전정보를 전달한다.

이때 중요한 역할을 담당하는 부분이 이중나선 구조이다. DNA의 각 사슬에는 방향이 있는데 2개는 반대 방향을 향해 마주보며 이중의 나선 구조를 이룬다. 이 구조를 통해 분열할 때 한쪽은 보존용으로, 다른 한쪽은 복제하기 위한 전사용으로 사용하여 유전정보를 정확히 저장하며, 매우 드물게 일어나는 유전정보의 손상을 복구하는 데도 도움을 받는다. 사람에게는 30억 개의 염기쌍이 있는데 유전정보를 전달하는 염기쌍은 이 중 약 2%라고 알려져 있다.

DNA의 이중나선 구조

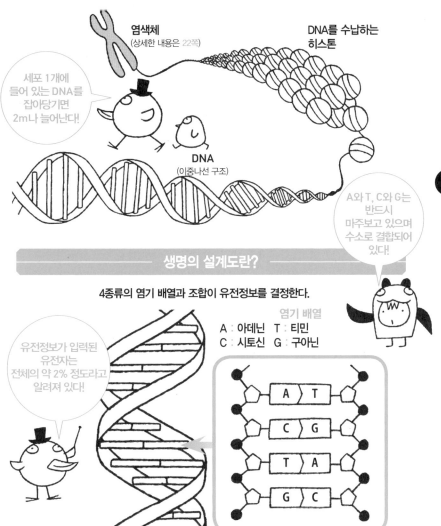

염색체
(상세한 내용은 22쪽)

DNA를 수납하는 히스톤

세포 1개에 들어 있는 DNA를 잡아당기면 2m나 늘어난다!

DNA
(이중나선 구조)

A와 T, C와 G는 반드시 마주보고 있으며 수소로 결합되어 있다!

생명의 설계도란?

4종류의 염기 배열과 조합이 유전정보를 결정한다.

유전정보가 입력된 유전자는 전체의 약 2% 정도라고 알려져 있다!

염기 배열
A : 아데닌   T : 티민
C : 시토신   G : 구아닌

A ⟩ T
C ⟩ G
T ⟩ A
G ⟩ C

생명의 설계도로 불리는 DNA

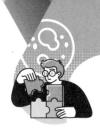

06 센트럴 도그마란 무엇인가?

전사, 번역의 순서로 DNA 정보가 해독된다

DNA(디옥시리보 핵산)는 유전정보를 가지고 있으나 DNA 그 자체가 어떤 기능을 하는 것은 아니다. 정보는 단백질을 매개로 하여 발휘된다. 1958년, DNA의 이중나선 구조를 발견한 과학자 프란시스 크릭(Francis Crick)에 의해 '센트럴 도그마(central dogma)'라고 하는 분자생물학의 기본 원칙이 제창되었다.

그는 생물의 유전정보는 'DNA → (전사) → mRNA → (번역) → 단백질' 순서로 정보가 전달된다고 주장했다. 이 개념은 세균부터 사람까지, 원핵생물, 진핵생물 모두에 공통되는 중심(센트럴)이 되는 원리(도그마)이므로 분자생물학의 중심원리라는 의미에서 '센트럴 도그마'라고 부른다. DNA는 생물의 유전정보를 기록하고, RNA(리보핵산)는 새롭게 몸을 만들 때 유전자 정보를 운반하거나 지시를 내리는 역할을 한다. DNA의 유전정보는 'mRNA(messenger RNA)'로 복사되는데 mRNA는 메신저 DNA라고도 부른다.

DNA 정보를 mRNA에 복사하는 과정을 '전사(傳寫)'라고 하는데 전사는 핵 안에서 이루어지며 정보를 가진 mRNA는 핵에서 세포질로 빠져나와 리보솜으로 이동하여 '번역(飜譯)'을 한다. 번역이란 mRNA 정보를 해독하여 리보솜 안에서 단백질을 합성하는 과정을 말한다. 단백질의 재료는 아미노산이므로 리보솜으로 아미노산을 운반해야 하는데, 그 역할은 운반 RNA라고도 불리는 'tRNA(transfer RNA)'가 담당한다. DNA에서 전사된 mRNA는 '스플라이싱(splicing, 유전정보에서 불필요한 부분을 빼내는 작업)'이라는 과정을 거쳐 성숙한 mRNA가 된다.

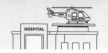

스플라이싱이란 바로 이것!

DNA의 유전성보가 코드화 되어 있는 부분을 '엑손(Exon)', 정보가 코드화 되어 있지 않은 부분을 '인트론(Intron)'이라고 한다.

DNA에서 복사한 유전정보 중에서 불필요한 부분인 인트론을 제거하여 성숙한 mRNA로 만든다. 이와 같은 분자적 작업을 스플라이싱이라고 한다.

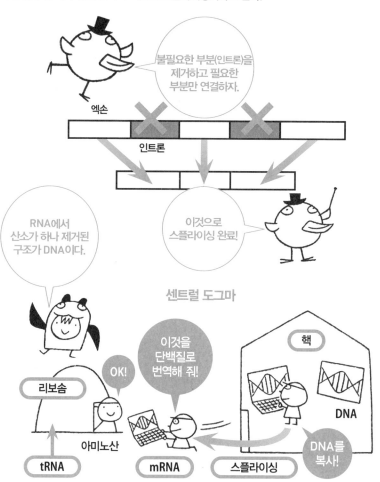

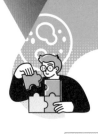

07 유전자와 DNA는 어떻게 다른가?

기록 매체의 이름과 기록된 정보

DNA와 유전자는 가지고 있는 의미가 전혀 다르다. 지금까지 설명했듯이 DNA란 어디까지나 물질의 이름이고, 유전자는 어느 쪽이냐면 개념적인 이름이다.

사전 등에서 유전자를 찾아보면 '유전형질을 발현시킨다'라는 독특한 표현이 자주 사용되는데, 그 뜻은 '유전정보에 근거하여 단백질이 생산된다'라는 의미와 거의 동일하다.

간단히 말해 유전자는 '어느 아미노산을 어떤 순서로 나열할 것인가?'라는 염기 배열에 코드화 되는 유전정보이다. 단백질은 아미노산이라는 분자가 사슬 형태로 연결된 물질이며 진핵생물에게서는 전부 21종류(인간에게서는 20종류)의 아미노산 나열 순서에 따라 단백질의 성질이 결정된다.

DNA는 물질의 이름이자 기록 매체의 이름이다. 여기에 기록되어 있는 정보를 유전자라고 한다. 유전자라는 말은 지금까지 설명했듯이 DNA(디옥시리보 핵산)라는 물질에 새겨진 생명의 설계 정보이다.

자주 사용되는 책의 예를 들어보겠다. DNA는 유전자 정보를 간직하고 있는 물질 본체, 즉 책의 종이가 된다. 종이 위에는 잉크로 인쇄된 글자가 나열되어 문장이 되고 하나의 정보를 전달한다.

글자는 4개의 염기(C·G, A·T)이고 나열 순서로 여러 가지 정보(유전정보)가 기록된다.

즉 다음 페이지에서 설명하는 '염색체'는 한 권의 책 그 자체이며, '게놈'이란 46권이 꽂혀 있는 책장이 된다(22쪽 참조).

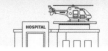

DNA와 유전자의 차이란?

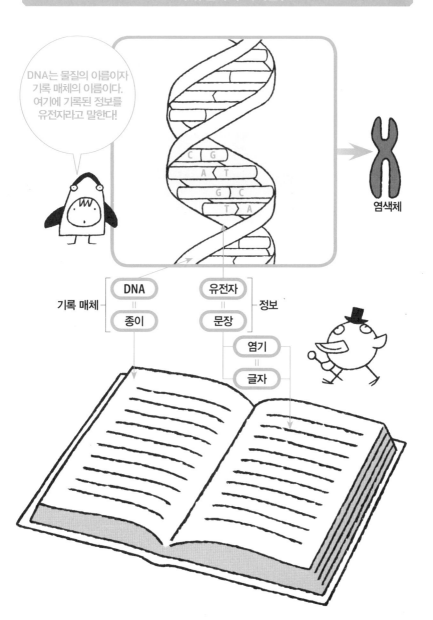

DNA는 물질의 이름이자 기록 매체의 이름이다. 여기에 기록된 정보를 유전자라고 말한다!

염색체

21

기록 매체 ― DNA = 종이

유전자 = 문장 ― 정보

염기 = 글자

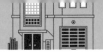

08 　체세포에는 46개의 염색체가 있다

염색체와 게놈의 관계

　　　　　염색체는 '유전정보의 발현과 전달을 담당하는 생체물질'이다. 염기성 색소(헤마톡실린 등)로 잘 염색되기 때문에 염색체라고 이름 지었다. DNA가 히스톤(histon)이라고 하는 단백질에 휘감겨 실 모양으로 접히고 응축된 물질이 염색체이며 각각의 세포 속에 저장되어 있다(17쪽 참조). 즉 염색체는 DNA와 단백질로 이루어진 구조물이라고 할 수 있다. 이런 구조 때문에 DNA가 잘 파괴되지 않는다.

　체세포(생식세포 이외)에는 23쌍(46개)의 염색체가 있으며 크기 순서대로 1~22번까지 번호를 붙여 구별한다. 이 중 22번까지를 '상염색체(常染色體)'라고 하고, 23번째 염색체는 '성염색체(性染色體)'라고 하며 남성은 XY, 여성은 XX 염색체를 갖는다. 남녀 모두 46개 가운데 절반인 23개는 엄마로부터, 나머지 23개는 아빠로부터 물려받는데 남녀의 성별 차이는 성염색체의 조합에 따라 결정된다. 다음으로 '게놈(genome)'이란 유전자의 'gene', 염색체의 'chromosome'를 합성한 말로, '그 생물이 살아가기 위해 없어서는 안 될 반드시 필요한 유전정보를 저장한 염색체의 1세트'라고 정의할 수 있다.

　사람의 게놈을 '인간게놈'이라고 하며 2003년에 인간게놈의 DNA를 구성하는 30억 염기쌍(염색체 23개 분량) 배열의 기본 정보를 해독하여 이들의 기능이 밝혀졌다. 단, 실제로는 엄마와 아빠로부터 1세트씩 물려받기 때문에 60억 염기쌍이 되는데, 아빠 엄마의 염색체가 가진 정보는 다소 달랐으나 큰 차이는 볼 수 없다. 그래서 '인간게놈'이라고 할 때는 1세트의 게놈에 포함되어 있는 정보를 말하고 30억 염기쌍이라고 한다.

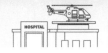

게놈(Genome)이란?

DNA의 모든 유전정보, 게놈

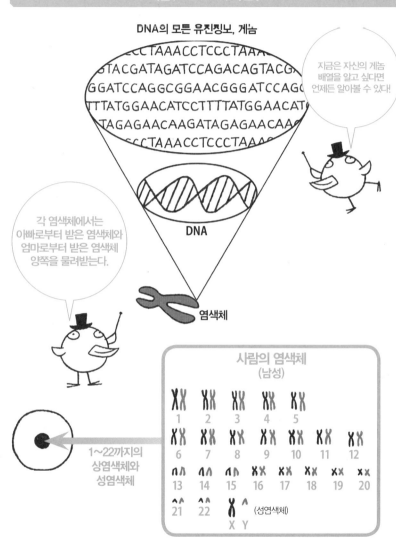

...CCTAAACCTCCCTAAA...
...TACGATAGATCCAGACAGTACG...
...GGATCCAGGCGGAACGGGATCCAGG...
...TTATGGAACATCCTTTTATGGAACAT...
...TAGAGAACAAGATAGAGAACAA...
...CCTAAACCTCCCTAAA...

DNA

염색체

지금은 자신의 게놈 배열을 알고 싶다면 언제든 알아볼 수 있다!

각 염색체에서는 아빠로부터 받은 염색체와 엄마로부터 받은 염색체 양쪽을 물려받는다.

사람의 염색체
(남성)

XX	XX	XX	XX	XX
1	2	3	4	5

XX	XX	XX	XX	XX	XX	XX
6	7	8	9	10	11	12

∩∩	∩∩	∩∩	XX	XX	XX	XX	XX
13	14	15	16	17	18	19	20

^^	^^	X ^
21	22	(성염색체)
		X Y

1~22까지의 상염색체와 성염색체

제세포에는 46개의 염색체가 있다

09 모성유전인 미토콘드리아 DNA

미토콘드리아는 세포의 핵 이외에 존재하는 유일한 DNA라는 특수한 기능을 가지고 있다.

이 DNA를 '미토콘드리아 DNA(mtDNA)'라고 하며 핵 DNA에 비해 수가 많아 수백 개에서 수천 개에 달하는데 나선 구조가 아닌 고리 모양을 하고 있다.

미토콘드리아가 사람이 살아가기 위한 에너지원이 되는 ATP라는 물질을 만드는 작용을 한다고 앞에서 설명했다(12쪽 참조).

보통의 유전자는 부모 양쪽으로부터 성질을 물려받는 데 반해 미토콘드리아 DNA는 엄마로부터 받는 성질(X염색체)만 전달된다. 이 유전자는 '모성유전(母性遺傳)'이라고 부른다. 여기서 현 인류의 모계 선조를 거슬러 올라갔을 때, 약 20만 년 전 아프리카에 공통된 하나의 공통 여성 선조 '미토콘드리아 이브'에 도달한다고 하는 충격적인 주장이 발표되었다. 그러나 그 시대에는 그 외에도 많은 여성이 존재했으며 우연히 현대인은 이브의 유전자를 물려받았을 뿐이지 인류가 그 여성으로부터만 시작되었다는 이야기는 아니다.

한편 미토콘드리아 DNA는 부성을 찾을 수가 없으므로 인류의 계통을 거슬러 올라가기에는 학문적으로 충분하지 않았다. 부계 계통을 찾아볼 수 있는 Y염색체로 마찬가지의 연구가 이루어져 약 8만 년 전에 존재한 'Y염색체 아담'으로 불리는 공통의 남성에 도달했다.

이 Y염색체는 인간게놈 중에서 가장 기묘한 염색체로, 지금까지는 성별을 남성으로 결정짓는 역할 외에 유전자적으로 별 볼일 없는 존재라고 생각했

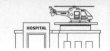

으나 정자를 만들어 낼 때 큰 역할을 담당하는 등 진정한 Y염색체의 모습도
서서히 밝혀지기 시작했다.

미토콘드리아 안에 있는 mtDNA

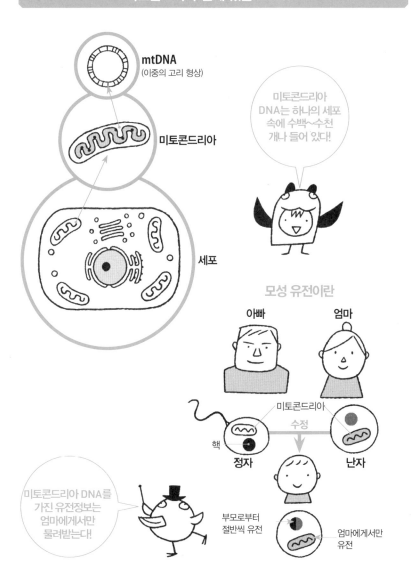

mtDNA
(이중의 고리 형상)

미토콘드리아

세포

미토콘드리아
DNA는 하나의 세포
속에 수백~수천
개나 들어 있다!

모성 유전이란

아빠 **엄마**

미토콘드리아

수정

핵
정자 **난자**

미토콘드리아 DNA를
가진 유전정보는
엄마에게서만
물려받는다!

부모로부터
절반씩 유전

엄마에게서만
유전

10 유전자가 관여하는 질병

염색체나 유전자 변이 때문에 발병한다

부모로부터 물려받은 유전자가 변이되어 발병과 관련이 되는 질병을 '유전병'이라고 한다. 태어났을 때부터 이미 가지고 있는 질병을 '선천성 질환'이라고 하며 유전과 상관없는 선천성 질환이나 선천성 질환의 형태를 띠지 않은 유전병도 있다.

'반성유전병(반성열성유전)'은 X염색체에 있는 유전자의 이상 때문에 발병하는 질병이며, 이 유전자를 반성유전자(伴性遺傳子)라고 한다. X연쇄 유전병이라고도 하며 환자는 여성(XX)보다 남성(XY)에게서 훨씬 많이 볼 수 있다. 엄마가 환자인 경우 아들은 모두 환자가 되는데(오른쪽 그림 참조), 여성은 2개의 X염색체를 가지고 있기 때문에 그중에 1개가 정상 유전자라면 겉으로는 정상처럼 보인다(보인자(保因者)).

반성유전병에 '적록색맹'이 있는데 망막 원뿔세포의 기능이 불완전하여 빨간색과 초록색을 구분하지 못하는 색각이상을 일으키는 질병이며 일본인에게서 많이 볼 수 있다.

또한 '혈우병'은 혈액을 굳게 만드는 혈액응고인자가 선천적으로 결핍되었거나 저하되는 질병이다. 혈액응고인자는 괴사 등으로 혈관 벽이 찢겨져 출혈이 되었을 때 지혈하는 역할을 담당하는 물질이다.

염색체 수 증감, 구조 이상으로 인한 '염색체이상증'인 '다운증후군'은 다운(Down)이 명명한 질환으로 정신 발달과 발육이 장애를 입고 특이한 외모나 심장질환 등과 같은 합병증도 보인다.

다수의 환경요인과 유전요인이 어느 영역을 넘어섰을 때 비로소 이상 현상을 보이는 '다인자형 유전병'에는 다음과 같은 질환이 있다.

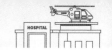

'당뇨병'은 인슐린 부족으로 인한 대사장애이고 여러 원인에 의한 결과로 발생하는 다인성 질환이며 생활습관병이기도 하다.

또한 '통풍'은 핵산이 내사되어 최종직으로 요산(尿酸)이 되고 오줌으로 배설된 결과, 요산의 과잉생성이나 콩팥 기능장애 때문에 오줌 속으로 요산이 충분히 배설되지 않아 엄지발가락 밑동에 통증이 발생하고 콩팥의 기능이 저하된다. 원인으로 육식과다, 악성 종양으로 인한 세포 붕괴 등을 들 수 있다.

그 외에도 '요로결석'은 콩팥부터 요도까지 오줌 성분 중 하나인 칼슘 등이 결정으로 바뀌는 현상으로 유전성이 관여되었다고 생각된다.

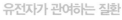

유전자가 관여하는 질환

반성유전병
적록색맹
혈우병

염색체이상증
다운증후군
터너증후군
남녀한몸

다인자형 유전병
생활습관병(고혈압)
당뇨병
통풍
결석(요로결석 등)
조현병
선천기형(구개열, 사시 등)
악성종양

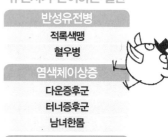

27

혈우병의 원인과 유전 예

정상인 경우
혈액을 응고시키는 단백질 '피브린'

혈우병인 경우
혈액응고인자가 부족하거나 결핍되어 피브린이 만들어지지 않아 지혈할 수가 없다.

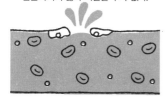

혈우병의 유전 패턴

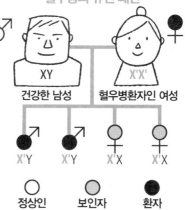

건강한 남성 XY

혈우병환자인 여성 X'X'

X'Y   X'Y   X'X   X'X

정상인   보인자   환자

엄마가 보인자인 경우 아들은
정상인과 환자 모두일 가능성이 있다.

병리학이란 어떤 학문인가?

병리학이란 질병의 원인과 메커니즘을 규명하는 학문이다. 왜 이 질병이 발생했는가에 대한 원인을 찾고 병에 걸린 사람의 몸에서 어떤 변화가 일어나는지를 연구하여 궁극적으로는 효과적인 질병 예방, 치료에 공헌하는 것을 목적으로 한다. 그렇기 때문에 병리전문의 입장에서는 머리끝부터 발가락 끝까지, 몸의 모든 장기와 조직이 수비 범위가 된다.

병리학의 학문 체계는 '형태학'을 기반으로 한다. 형태학이란 형태의 차이를 잘 관찰하여 모양을 보고 병의 상태를 판단하는 학문이다. 즉 육안으로 확인하고 소견을 말하며 정상일 때와는 어떻게 다른가를 구분해내는 능력이 중요하다. 이 학문은 19세기에 현미경이 발명됨으로써 비약적인 진보를 이루어 왔다. 그러나 육안을 통한 소견도 현미경으로 보는 마이크로 영상 이상으로 중요한 사안임에는 변함이 없다.

소설 《하얀 거탑》(야마자키 토미코 저)에 등장하는 병리학자 오코치 교수가 "의학이란 병리로부터 나와서 병리로 되돌아가는 것이다."라고 말한다.

병리학은 기초의학이기도 하며, 임상의학으로 가는 다리 역할을 하는 학문이라고도 말할 수 있다.

병리진단은 최종 진단이기도하기 때문에 임상의에게 있어서 병리의가 'Dr's doctor(닥터스 닥터)'라고 일컬어지는 이유이다.

제 2 장

변신하여 싸우는
세포들의 실로 놀라운 능력

세포는 여러 가지 손상을 입었을 때, 변신하고 적응하여 싸우며 우리의 몸을 지킨다.
세포의 대단한 능력을 살펴본다.

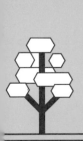
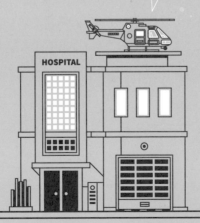
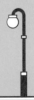

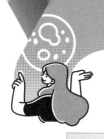

11 세포는 살아남기 위해 모습을 바꾼다

비대, 증식, 위축, 화생의 구조

세포는 몸이 자극을 받거나 손상을 입으면 커지거나, 수가 늘어나거나, 작아지거나, 때로는 모습을 바꾸어 어떻게든 살아남기 위해 최선의 노력을 다한다.

이러한 세포의 적응 현상은 여러 가지가 있다.

근육세포는 분열을 할 수가 없다. 그러나 근육 트레이닝을 하면 골격근이나 근육이 커진다. 그 이유는 세포 수가 늘어난 것이 아니라 세포의 사이즈가 커져 근육 크기가 커진 것이다. 이처럼 세포가 커지는 현상을 '비대(hypertrophy)'라고 한다.

한편 임신하여 유방이 커지는 이유는 젖샘세포가 호르몬의 영향을 받아 분열하여 세포 수가 증가한 결과이지 각 세포의 크기가 자라는 것은 아니다. 이런 현상을 지나치게 많이 형성되었다는 의미에서 '증식(hyperplasia)'이라고 부른다. 앞의 두 가지 예는 모두 질병이 아니므로 '생리적 비대', '생리적 증식'이라고 한다. 질병 때문에 발생하는 상태는 '병리적'이라는 말을 붙여 구분하여 사용한다.

예를 들어 고혈압인 사람은 심장에 압력이 가해져 심장근육세포가 비대해진다. 심장이 병적인 상태의 영향을 받고 있으므로 심장근육세포가 비대해져 기능을 보상해 주고 있는 것이다. 이것을 '병리적 비대(심장 비대)'라고 한다. '위축(atrophy)'은 반대로 세포가 작아지는 현상이다. 결과적으로 장기가 작아지는 경우는 '장기 위축'이라고 한다.

오랜 기간 동안 요양을 하거나 운동 부족 상태이면 근육은 빈약해져 간다. 이러한 위축을 '불사용 위축'이라고 하며, 노화와 동반되는 위축은 '생리

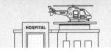

적 위축'으로 '노인성 위축'이라고 부른다.

그 외에도 '영양장애 위축', '압박 위축', '신경성 위축' 등이 있다. 어떻게 세포가 위축되느냐면 세포내 소기관을 소화하면서 삭아신다. 즉 난시 작아지는 것뿐만 아니라 자신의 일부를 먹고 에너지원으로 삼으면서 궁핍 상태를 견디는 것이다. 이것을 '오토파지(autophagy, 자가포식)'라고 한다. 2016년 오스미 요시노리(大隅良典) 박사는 '오토파지의 구조 해명'을 통해 노벨 생리학·의학상을 수상했다.

또한 '화생(metaplasia)'과 같이 세포가 후천적으로 질적 변화를 일으키는 현상이 있다. 대표적인 예는 기관 내강의 원주상피라는 한 층짜리 세포가 흡연 때문에 중층편평상피라는 여러 층으로 겹쳐진 세포로 변신하는 현상이다.

상황에 맞게 여러 가지 방법으로 변신하는 세포나 그 원인이 되는 자극이 없어지면 원래의 상태로 되돌아오기 때문에 그저 놀라울 따름이다.

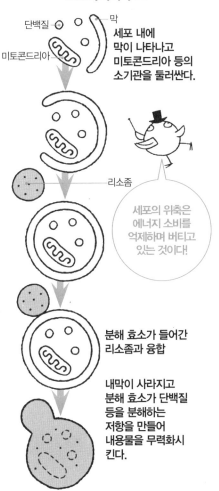

오토파지란?

그리스어인 오토(자신)와 파지(먹다)
⇒ 자가포식 세포가 기아 상태가 되었을 때 불필요한 단백질을 분해하여 재활용한다.

오토파지의 구조

단백질
막
미토콘드리아

세포 내에 막이 나타나고 미토콘드리아 등의 소기관을 둘러싼다.

31

리소좀

세포의 위축은 에너지 소비를 억제하며 버티고 있는 것이다!

분해 효소가 들어간 리소좀과 융합

내막이 사라지고 분해 효소가 단백질 등을 분해하는 저항을 만들어 내용물을 무력화시킨다.

세포는 살아남기 위해 모습을 바꾼다

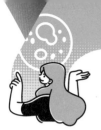

12 세포에게는 두 가지의 죽는 방법이 있다

아포토시스와 네크로시스

세포에도 수명이 있으며 세포가 죽는 방법에는 '아포토시스(apoptosis, 세포자살)'와 '네크로시스(necrosis, 세포괴사)'의 두 가지가 있다.

'아포토시스'라는 말은 어원적으로 마른 잎 등이 팔랑거리며 떨어진다는 의미이고, 관리, 조절된 세포의 죽음(자살, 자연사)을 말한다.

조용히 죽음을 맞이하여 마크로파지(macrophage, 큰포식세포)(34쪽 참조)에게 게걸스럽게 먹힌다. 사람의 예를 들면 현재의 활발한 활동을 잘 마무리하고 세포 내 물질을 사용할 수 있는 형태로 가공하여 방출한 후 죽음을 맞이한다. 가령 사람의 손이나 발이 생겨나는 과정에서 볼 수 있다. 앞으로 손가락이 되어 남아야 될 부분 이외의 세포는 죽고 결과적으로 손의 형태를 갖추어 나간다. 아포토시스가 없는 경우에는 기형이 발생한다(합지증). 원래 손이 만들어지는 프로그램이 이러한 과정을 거치기 때문에 '프로그램된 세포의 죽음'이라고도 부른다.

'네크로시스'는 '괴사(壞死)'와 같은 의미로 어떠한 자극으로 인해 세포가 손상을 입은 결과로 발생하는 세포의 죽음이다. 예를 들어 장기에 충분한 혈액이 공급되지 않는 상태(허혈)에서는 산소가 공급되지 않아 저산소 상태가 되므로 장기세포가 죽어간다. 산소부족으로 인해 한 장기의 세포가 육안으로 봐도 알 수 있을 정도로 대량의 '괴사' 상태에 빠진다. 장기의 입장에서는 이 현상을 '경색(梗塞)'이라고 한다.

네크로시스 세포는 활동을 끝낸 후 얼마 지나지 않아 죽어 버리면서 내용물을 주변에 쏟아 놓는다. 그 결과 염증이 발생한다. 즉 괴사가 발생하면 '염증 반응'이 일어난다. 백혈구는 이와 같은 상태일 때 동원된다.

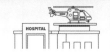

마지막으로 백혈구와 조직에 있는 마크로파지(큰포식세포)가 괴사한 세포나 세균을 믹어 지워 소화시킨다.

대부분의 장기에는 경색이 일어나고 얼마 지나지 않으면 굳어지기 때문에 형태학적으로는 '응고괴사'라고 하며 괴사소(壞死巢)가 말랑말랑해져서 녹는 경우를 '융해괴사(액화괴사)'라고 한다.

거의 장기는 응고괴사를 일으키는데 유일하게 뇌는 경색이 되면 융해괴사를 일으킨다. '뇌연화(뇌경색)'라고 불리는 이유는 이 때문이다.

세포가 죽는 방법도 매우 다른데 다른 한 가지 큰 차이라면 '괴사(네크로시스)'는 병적인 상태에서만 일어나지만, '아포토시스'에는 병리적인 이유뿐 아니라 생리적인 이유도 있다는 사실이다.

세포의 수명은 뼈세포가 약 10년, 근육세포가 6개월~12개월, 적혈구가 3~4개월, 피부세포가 20~30일, 소화기 상피세포는 고작 하루밖에 안 된다.

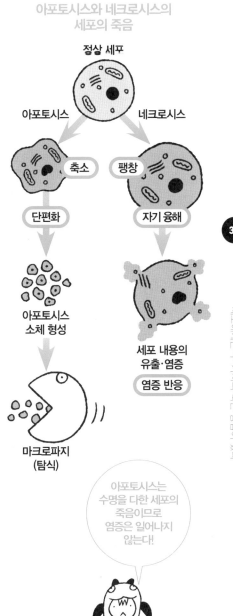

아포토시스와 네크로시스의
세포의 죽음

정상 세포

아포토시스   네크로시스

축소   팽창

단편화   자기 융해

아포토시스
소체 형성

세포 내용의
유출·염증

염증 반응

마크로파지
(탐식)

아포토시스는
수명을 다한 세포의
죽음이므로
염증은 일어나지
않는다!

33

세포에게는 두 가지의 죽는 방법이 있다

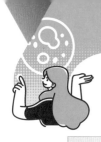

13 몸의 방위대 '면역세포'

활발하게 탐식 작용을 하는 마크로파지

몸속에 침입한 이물질이나 병원체, 또는 몸 안에 생긴 종양 등의 악성 신생물 등을 인식하고 공격하며 면역 반응을 담당하는 혈액과 림프액 속에 존재하는 세포를 '면역세포' 또는 '면역담당세포'라고 한다.

'면역세포'는 '림프구', '호중구' 외에 '마크로파지', '수상세포' 등이 있다.

'림프구'는 백혈구에서 차지하는 비율이 약 30%인데 림프액은 대부분 림프구가 차지하고 있다. 생체 방어에 매우 중요한 세포이다. 골수에서 만들어지는 B림프구(B세포)와 가슴샘에서 만들어지는 T림프구(T세포), NK(내추럴 킬러) 세포 외에 NKT(내추럴 킬러 티) 세포가 있다.

'호중구(56쪽 참조)'는 백혈구 속에서 50%~60%를 차지하며 가장 수가 많고 체내에 들어온 수상한 병원체를 닥치는 대로 잡아먹는 대식가다. 평소에는 혈관 속에서 흘러 다니다가 마크로파지가 부르면 혈관 밖으로 나와 이동할 수 있어서 가장 먼저 문제가 발생한 곳으로 달려간다.

병원체의 침입을 감시하는 '마크로파지'는 '마크로(macro)'가 '크다', '파지(phage)'가 '먹다'라는 뜻으로 이름 그대로 몸이 큰 아메바 모양을 하고 있으며 병원체를 발견하면 지체 없이 먹어 치우기 때문에 '포식세포, 대식세포'라고 부른다. 또한 사이토카인(cytokine)이라는 물질을 만들어 병원체가 침입한 사실을 다른 면역세포에게 알리거나 체내의 이변세포를 처리한다.

마크로파지는 단핵구(單球)에서 분화하여 골수에서 성숙되고 피 속에 포함되어 여러 가지 장기로 들어가 식세포나 면역정보를 전달하는 활동을 한다.

병원체 중에는 잡아먹혀도 마크로파지 속에서 살아남는 것도 있다. 문신

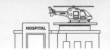

은 이런 성질을 이용했다. 문신의 색소는 피부의 결합조직에 존재하는 마크로파지에게 잡아먹히는데 일평생 그 장소에 머무른다. 흡연 중독자의 폐가 검게 변하는 이유도 탄소가 이 마크로파지에 먹혀 축적되기 때문이다.

'나무가지세포'는 피부, 림프절, 가슴샘 등에 분포하며 골수에서 만들어지는 비림프구계 세포이다. 마크로파지와 달리 탐식 능력은 없지만 T림프구(T세포)와 함께 면역 응답을 유도한다. 이른바 면역팀의 리더 역할을 담당한다.

마크로파지의 작용

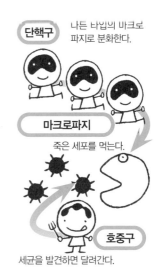

단핵구 — 다른 타입의 마크로파지로 분화한다.

마크로파지 — 죽은 세포를 먹는다.

호중구 — 세균을 발견하면 달려간다.

35

면역세포의 종류

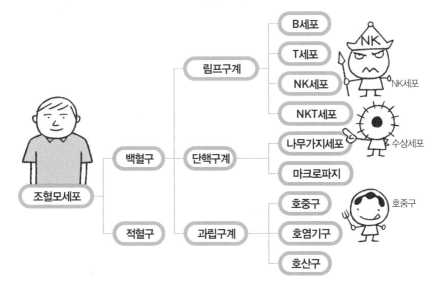

조혈모세포
- 백혈구
  - 림프구계
    - B세포
    - T세포
    - NK세포 — NK세포
    - NKT세포
  - 단핵구계
    - 나무가지세포 — 수상세포
    - 마크로파지
  - 과립구계
    - 호중구 — 호중구
    - 호염기구
    - 호산구
- 적혈구

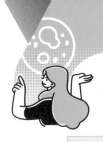

14 몸의 면역 시스템과 노화

몸의 면역 시스템에는 어떤 적에 대해서나 동일한 기구로 방어하는 '자연면역'과 적의 성격을 알고 그 적을 상대하기 위해 전문적인 무기로 방어에 나서는 '획득면역'이라고 하는 두 가지 시스템이 있다.

어떤 적에 대해서나 신속하게 반응하여 무찌르는 자연면역은 이른바 '전선방어 시스템'으로 우리가 태어날 때부터 몸에 가지고 있는 면역 체계이다. 이에 반해 이전에 공격 받았던 적을 기억하고 똑같은 적이 다시 나타났을 때 전용 무기를 이용하여 무찌르는 획득면역은 주로 초기 방어 시스템에서 격퇴할 수 없었을 때 작동하는 '후속방어 시스템'이라고 할 수 있다.

획득면역 중에는 '항원(적)'에 대해 전용 '항체(抗體)'라는 무기를 만들어 대응하는 '체액성 면역'과 적을 기억하고 있는 림프구가 공격 살상에 나서는 '세포성 면역'이 있다. 세포성 면역에는 T세포가 있고 체액성 면역에는 B세포가 있다. 두 가지 면역 시스템이 상황에 맞춰 적절하게 작동하며 외부의 적으로부터 몸을 지킨다.

림프구 중 하나인 T세포에는 '헬퍼 T세포', '킬러 T세포', '서프레서 T세포'의 세 종류가 있다. 킬러 T세포는 바이러스 감염 세포나 암세포를 살상하고 없애는 세포성 면역과 관련이 있다. 헬퍼 T세포는 항원 자극에 응답하여 다른 면역 세포의 동작을 조절하는 사령탑 역할을 한다.

B세포는 항체라는 특수한 무기를 생산하는 세포이다. 항체는 특정한 적만 무력화 시키는 '화살' 또는 '미사일'과 같은 존재이다. 특정 상대에게만 작용하여 주위에 영향을 주지 않는다. 그러나 이처럼 뛰어난 방어 시스템도 '노화'에는 당해낼 수가 없다. 성숙기 이후에 나이를 먹어감에 따라 장기의

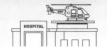

기능이 떨어지고 항상성 유지가 어려워져 죽음에 이르는 과정을 '노화'라고 한다. 항상성이란 외부의 환경이 변해도 생체 내부의 체온, 혈압 및 화학적 내용물 등을 일정하게 유지하는 상태를 말한다. T세포를 성숙, 분화시키는 면역 기관인 '가슴샘(胸線)'의 크기는 10세 전후에는 최대 35g이지만 나이를 먹음과 동시에 지방 조직으로 치환되어 마지막에는 극히 적은 양만 남게 되고 그 결과 림프구(T · B세포)의 기능을 떨어뜨려 악성 종양의 발생을 억제하는 힘도 저하되고 만다.

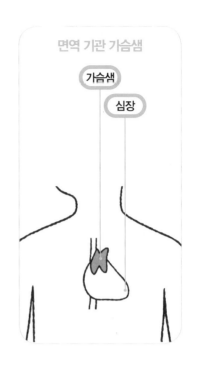

면역 기관 가슴샘

가슴샘

심장

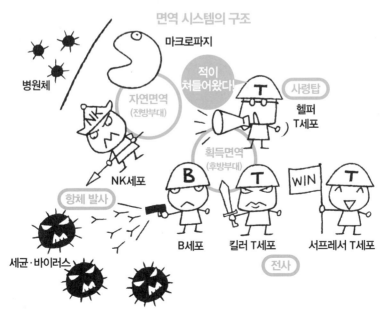

면역 시스템의 구조

병원체

마크로파지

적이 쳐들어왔다!

자연면역 (전방부대)

사령탑

헬퍼 T세포

NK세포

항체 발사

획득면역 (후방부대)

세균 · 바이러스

B세포

킬러 T세포

WIN

서프레서 T세포

전사

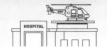

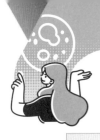

15 '생명의 회수권' 텔로미어란?

세포의 노화를 멈추게 하는 효소, 텔로머라아제

세포의 재생 능력은 수복(修復)과 재생뿐 아니라 사람의 수명과도 관련되어 있다. 노화는 조직의 재생 능력이 나이가 듦에 따라 약해져 가는 현상인데 재생 능력이 없어지면 각 세포뿐만 아니라 몸도 수명을 다한다.

1960년 헤이플릭(Hayflick)이라는 연구자가 정상인의 세포를 배양하면 50~60개만 세포 분열이 일어난다는 사실을 발견했다.

지금은 세포의 재생 능력과 밀접하게 관계된 물질이 '텔로미어(telomere)'라고 생각한다. 텔로미어는 각 세포의 염색체 끝에 붙어 있는 특별한 염기의 반복 구조이다. 그리고 세포 분열을 하여 유전자 복제가 이루어질 때마다 반복 구조를 하나씩 잃어버려 짧아지며 텔로미어가 없어지면 분열할 수 없게 된다. 텔로미어가 '생명의 회수권'으로 자주 거론되는 이유는 이 때문이다. 세포 분열하기 위한 사용 횟수가 정해진 티켓과 같기 때문이다. 텔로미어에는 '텔로머라아제(telomerase, 말단소체복원효소)'라는 텔로미어를 늘릴 수 있는 효소가 존재한다. 텔로미어를 모두 사용하기 전에 텔로머라아제로 새로운 텔로미어를 만들면 반복해서 분열할 수 있다. 그러나 증식, 분화하지 않는 정상 체세포에는 줄기세포나 생식세포, 암세포와 같은 텔로머라아제로 인한 활성이 없다. 분열 횟수가 거듭되어 텔로미어가 어느 정도 이상 짧아지면 더 이상 분열을 할 수 없게 된다. 이것을 '헤이플릭의 한계'라고 한다. 줄기세포란 조직이나 장기로 성장하는 근본이 되는 세포이다. 역으로 텔로머라아제의 활성을 억제하면 암 치료가 가능하지는 않을까와 같은 다양한 연구도 계속 시도되고 있다.

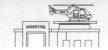

텔로머라아제와 암세포 증식의 관계

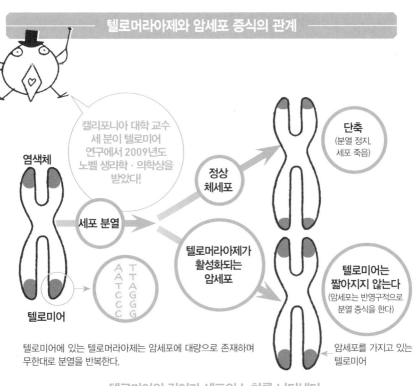

캘리포니아 대학 교수 세 분이 텔로미어 연구에서 2009년도 노벨 생리학 · 의학상을 받았다!

염색체

세포 분열

정상 체세포

단축 (분열 정지, 세포 죽음)

AATCCC / TTAGGG

텔로미어

텔로머라아제가 활성화되는 암세포

텔로미어는 짧아지지 않는다 (암세포는 반영구적으로 분열 증식을 한다)

39

텔로미어에 있는 텔로머라아제는 암세포에 대량으로 존재하며 무한대로 분열을 반복한다.

암세포를 가지고 있는 텔로미어

텔로미어의 길이가 세포의 노화를 나타낸다

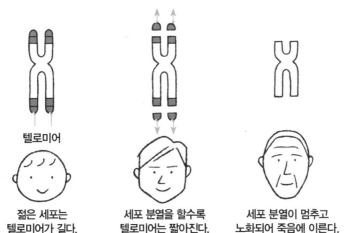

텔로미어

젊은 세포는 텔로미어가 길다.

세포 분열을 할수록 텔로미어는 짧아진다.

세포 분열이 멈추고 노화되어 죽음에 이른다.

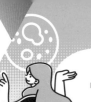
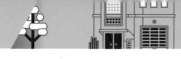

16 꿈의 장수 유전자 시르투인

70% 정도만 배부르게 먹으면 건강 수명이 늘어난다

생물에는 포유류나 곤충부터 단세포와 같은 하등 생물까지 다양하게 존재하는데 모두에게 공통된 생명 현상이 있다. 그것은 노화현상이다.

노화 연구에서는 신체 길이가 1mm 정도이고 체세포가 1,000개 정도로만 이루어져 있으며 토양 속에 사는 선충의 일종인 '예쁜꼬마선충(Caenorhabditis elegans)'이라는 작은 생물이 중요한 생명 현상 연구에서 큰 역할을 담당해 왔다. 이 선충은 유전자 차원에서는 사람과 공통된 선조에서 유래되었을 확률이 높으며 다세포 생물이면서 세포 수가 적고 수명이 짧아 단기간에 효과를 확인할 수 있을 뿐 아니라 기본적인 노화의 구조가 사람과 매우 흡사하다. 그 단서가 된 것은 '시르투인(Sirtuin)'이라는 이름의 장수 유전자였다. 특히 효모균 속에서 발견된 Sir2(서 투)의 유전자 양이 줄어들면 수명이 짧아지고 활성화되면 수명이 길어진다. Sir2와 비슷한 유전자는 사람에게도 존재하며 인간의 수명에도 이 시르투인이 크게 관여하고 있는 것은 아닐까라고 생각했다.

또한 칼로리 제한을 통한 장수와 시르투인은 큰 관계가 있다고 생각된다. 시르투인은 칼로리 제한을 통해 활성화된다는 사실을 알 수 있기 때문이다.

미국 대학의 유명한 히말라야원숭이 연구에서는 보통 70%로 칼로리를 제한한 결과, 건강 상태는 개선(건강 수명을 늘렸다)했으나 수명이 연장되는지에 관해서는 확실한 결과가 나오지 않았다.

사람도 70%~80% 정도만 포만감을 느끼는 식생활과 적정한 운동이 건강에 좋다는 사실은 말할 것도 없다.

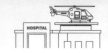

예쁜꼬마선충(선충)의 구조

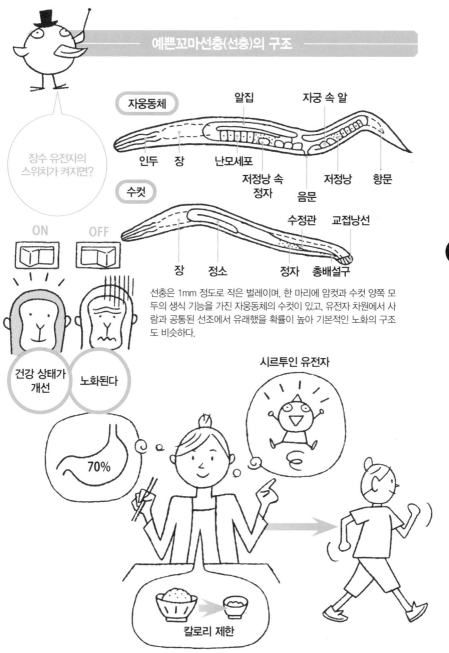

자웅동체

알집
자궁 속 알

인두　장　난모세포
저정낭 속 정자
음문
저정낭　항문

수컷

수정관　교접낭선

장　정소　정자　총배설구

장수 유전자의 스위치가 켜지면?

ON　OFF

건강 상태가 개선　노화된다

선충은 1mm 정도로 작은 벌레이며, 한 마리에 암컷과 수컷 양쪽 모두의 생식 기능을 가진 자웅동체의 수컷이 있고, 유전자 차원에서 사람과 공통된 선조에서 유래했을 확률이 높아 기본적인 노화의 구조도 비슷하다.

시르투인 유전자

70%

칼로리 제한

70% 정도만 포만감을 느끼면 장수 유전자가 활성화 된다.

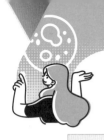

17 진행되고 있는 iPS세포의 임상 연구

iPS세포와 ES세포의 차이를 알자

'iPS세포'를 개발한 야마나카 신야(山中伸弥) 교수는 2012년, 노벨 생리학·의학상을 수상했다.

iPS세포란 한국어로 '유도만능줄기세포'라고 말한다. '유도만능'이란 여러 가지 세포가 될 수 있다는 의미이고, '줄기세포'란 얼마든지 증가할 수 있고 다른 세포도 될 수 있다는 의미이다.

즉 iPS세포는 자신의 피부에서 만들 수 있고 여러 가지 세포로 될 수가 있어 얼마든지 증가시킬 수 있는 만능세포이다.

어떤 세포라도 만들 수 있다고 한다면 각막이나 척수, 장기 등에 손상을 입은 사람에게 새로운 신체 부위나 장기를 제공할 수 있다. 이 정도로 훌륭한 재생 의료는 달리 없다.

우리는 하나의 수정란이라는 세포에서 탄생했다. 야마나카 교수는 이 수정란이 어떻게 해서 손이나 발과 같은 세포로 분화했는가를 연구하고 수정란에서 활발하게 활동하는 유전자 세포를 초기화하는 일에 눈을 돌렸다.

거의 2만 1,000개에 달하는 유전자를 세포 4개의 유전자로 압축하여 살펴본 결과 세포가 초기화되어 여러 가지 세포가 될 수 있는 유도만능줄기세포가 만들어졌다고 한다. 이것이 바로 iPS세포였다.

iPS세포와 매우 흡사한 줄기세포로는 'ES세포'가 있는데 결코 ES세포가 성능 면에서 뒤떨어지지 않는다. ES세포는 '배아줄기세포'라고 하며 '배(胚)'란 수정란이 6, 7회 분열했을 때의 세포를 말하며 태아가 되기 바로 직전 상태에 해당한다.

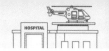

따라서 배는 태반 이외라면 무엇이든 될 수 있는 만능성을 가지고 있다. 그대로 자궁으로 되돌려 놓으면 아이가 될 가능성이 있는 존재를 따로따로 분해해서 사용하기 때문에 아무래도 윤리적인 문제가 발생한다. 또한 ES세포는 고유의 DNA를 가지고 있기 때문에 몸의 면역 기능이 작동하여 거부 반응이 나타난다.

한편 iPS세포는 본인의 세포를 초기화하여 다양성을 가진 줄기세포를 만들어 낸다. 자신의 세포를 사용하기 때문에 정확하게 초기화할 수 있다면 DNA는 완전히 일치하여 거부 반응이 일어날 가능성이 거의 없으며, iPS세포는 성장한 세포를 사용하는 것뿐이므로 윤리적인 면에서도 문제되지 않는다.

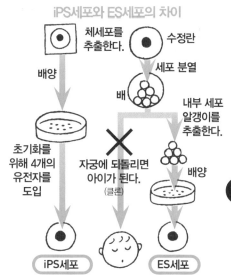

iPS세포와 ES세포의 차이

체세포를 추출한다.
배양
초기화를 위해 4개의 유전자를 도입
iPS세포

수정란
세포 분열
배
자궁에 되돌리면 아이가 된다.
(클론)

내부 세포 알갱이를 추출한다.
배양
ES세포

43

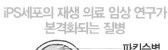

iPS세포의 재생 의료 임상 연구가 본격화되는 질병

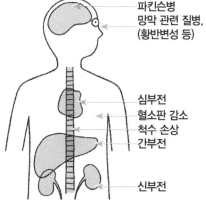

파킨슨병
망막 관련 질병,
(황반변성 등)

심부전
혈소판 감소
척수 손상
간부전

신부전

플라나리아의 분화와 도마뱀의 꼬리

우리 인간은 손이나 발을 잃으면 두 번 다시 새로 자라지 않는다. 그러나 인간 이외의 동물 중에는 손과 발이 다시 자라는 생물이 있다.

그 대표적인 생물은 영원류이다. 도마뱀 꼬리자르기라는 말이 있는데 영원류는 손이나 발을 절단해도 수개월 후에 재생된다. 어렸을 때라면 뇌수까지 재생하는 능력이 있다. 재생 구조는 한 번 근육이 된 세포가 대부분의 모든 세포로 될 수 있는 '줄기세포'가 되어 없어진 손발을 다시 한 번 만드는 것이다.

그 외에도 영원류 위로 가면 '플라나리아'라는 생물이 있다. 플라나리아는 몸을 200개로 다져도 다시 재생시킬 수 있기 때문에 결과적으로 200마리의 플라나리아가 새롭게 탄생한다. 플라나리아와 같이 줄기세포가 여러 가지 세포가 되는 현상을 '분화'라고 하며 목적에 맞는 세포로 분화시키는 과정을 '유도 분화'라고 한다. 플라나리아는 처음부터 어떤 세포로도 될 수 있는 줄기세포를 가지고 있다.

인간도 줄기세포를 가지고 있으나 피부는 피부, 머리털은 머리털과 같이 다른 종류의 세포가 될 수는 없다. 그렇다면 인간도 플라나리아와 같이 다양성을 가진 만능 줄기세포를 만들 수는 없을까라는 발상에서 생겨난 개념이 'iPS세포'이다.

몸속을 순환하는
혈액의 역할

몸 구석구석에 산소와 영양분을 전달하고,
외부의 적과 열심히 싸우는 혈액의 작용을 소개한다.

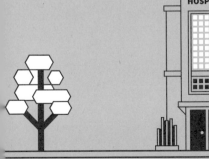
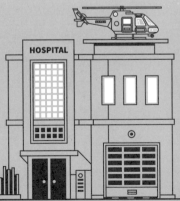
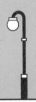

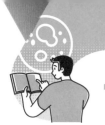

18 혈액이란 무엇인가?

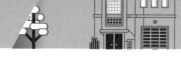

혈액은 몸속에 그물처럼 퍼져 있는 혈관 속을 순환하며 생명 유지에 관한 중요한 작용을 한다. 체내를 순환하는 혈액의 양은 개인차가 있지만 거의 체중의 13분의 1로 여겨지며 '세포 성분(혈구)'인 '적혈구, 백혈구, 혈소판'과 '액체성분'인 '혈장'으로 구성되어 있다.

적혈구는 세포 성분의 많은 부분을 차지하며 헤모글로빈과 결합하여 산소와 영양분을 몸의 끝부분까지 운반하고 이산화탄소나 노폐물을 회수하여 바깥으로 내보낸다. 참고로 몸속 전체에 퍼져 있는 혈관의 길이는 총 10만km로 지구를 두 바퀴 반 돌 수 있는 길이라고 한다.

대부분은 지름이 100분의 1mm 정도로 적혈구가 겨우 통과할 수 있을 정도의 굵기 밖에 되지 않는 모세혈관이다.

백혈구는 외부에서 침입한 세균이나 바이러스를 공격하며 감염도 방어한다(56쪽 참조). 또한 혈소판은 출혈을 억제시키는 작용을 한다.

혈장은 혈액 성분의 약 55%를 차지하며 대부분이 수분인데 응고인자라고 부르는 단백질을 함유하여 혈소판과 함께 혈전을 만들어 상처를 덮는 혈액 응고 역할을 한다. 또한 우리 몸의 약 3분의 2(몸무게의 60~65%)는 물로 이루어져 있다. 체내에 있는 수분을 '체액(體液)'이라고 하며 체액의 약 3분의 1이 세포 바깥쪽(세포외액)에 있고 그 일부가 앞에서 설명한 혈장 속에 있다.

이 수분을 몸 구석구석까지 보내는 역할도 혈액의 큰 작용 중 하나다. 혈액이 수분을 잃고 끈적끈적해지면 뇌경색이나 심근경색이 될 가능성이 있기 때문에 적절하게 수분을 보충하는 습관이 건강한 몸만들기의 핵심이다.

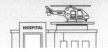

혈액의 성분

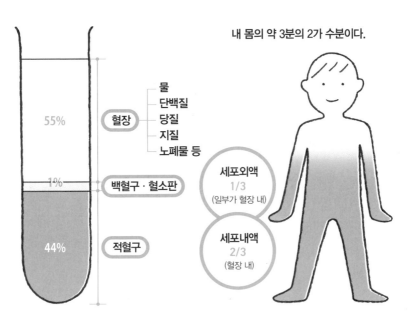

내 몸의 약 3분의 2가 수분이다.

55%

혈장

- 물
- 단백질
- 당질
- 지질
- 노폐물 등

1%   백혈구 · 혈소판

44%   적혈구

세포외액
1/3
(일부가 혈장 내)

세포내액
2/3
(혈장 내)

혈관내 성분과 역할

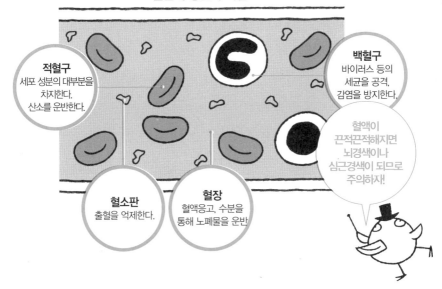

적혈구
세포 성분의 대부분을
차지한다.
산소를 운반한다.

백혈구
바이러스 등의
세균을 공격,
감염을 방지한다.

혈액이
끈적끈적해지면
뇌경색이나
심근경색이 되므로
주의하자!

혈소판
출혈을 억제한다.

혈장
혈액응고, 수분을
통해 노폐물을 운반

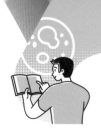
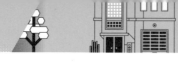

19 몸 전체를 돌고 돌아 혈액을 순환시키는 혈관

혈관의 노화는 심각한 질병의 원인이 된다

혈관은 심장에서 박출(搏出)되는 혈액을 내보내는 '동맥(動脈)', 이산화탄소를 회수하여 심장으로 혈액을 되돌려 주는 '정맥(靜脈)', 동맥과 정맥 중간에 있으며 동맥혈 속의 산소와 영양소를 말단 조직에 공급하는 '모세혈관(毛細血管)'의 세 종류로 크게 나눌 수 있다.

또한 심장 자체에 산소와 영양을 공급하는 혈관을 '심장동맥(관상동맥)'이라고 한다. 혈관의 기본 구조는 속막, 중간막, 바깥막과 같이 세 층으로 된 막으로 구성되어 있다.

혈관(동맥)세포에 노화된 세포가 늘어나 탄력성이 없어져 이상을 일으키는 상태가 '혈관의 노화'이며, 이것이 곧 '동맥경화(動脈硬化)'이다.

노화된 혈관은 탄력이 없어지는 반면 심장에서 내보내는 혈액의 양은 나이가 드는 것과는 상관없이 거의 변함이 없다. 젊을 때와 다름없는 혈액량이 압력이 되어 가해지면 딱딱한 혈관에 부하가 걸린다. 즉 심장 수축기의 혈압(최고혈압)과 이완기의 혈압(최저혈압) 차이가 '맥압(脈壓)'인데 맥압이 크다는 이야기는 동맥경화가 진행되고 있다는 사실을 의미한다.

노화로 인해 혈관 내벽에 작은 상처들이 생기고 피 속의 남아도는 지방(나쁜 콜레스테롤=LDL)을 흡수해 마크로파지(34쪽 참조)의 잔해가 축적되어 안쪽으로 튀어나온다. 이것을 '플라크(plaque)'라고 부른다. 노화 때문에 혈관이 탄력성을 잃었을 뿐 아니라 플라크로 인해 혈관 안쪽이 좁아지면, 심장에서 혈액을 내보내는 혈관인 심장동맥의 흐름이 나빠져 산소 결핍이나 영양 부족 상태가 되면서 가슴이 답답하거나 통증이 동반되는 '협심증(狹心症)'을 일으킨다.

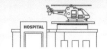

또한 어떤 자극 때문에 플라크가 떨어져 나가면 떨어져 나간 곳의 상처를 복구하기 위해 딱지와 같은 혈전이 생긴다. 혈전으로 인해 혈관이 막히면 큰 일이다. 심장의 심장동맥이 혈전으로 막히면 '심근경색(心筋梗塞)'이 되고, 뇌동맥이 혈전으로 막히면 '뇌경색(腦梗塞)'이 된다.

혈전으로 막혔기 때문에 갈 곳을 잃은 혈액이 약해진 혈관을 파열시키는 경우도 있다. 동맥은 심장이나 뇌 등의 장기, 몸 전체 구석구석으로 산소와 영양을 공급하는 중요한 역할을 담당하고 있기 때문에 몸속 어떤 동맥에서나 동맥경화가 일어날 수 있다. 병명은 심장이나 뇌와 관련된 질병 같아도 실제로는 혈관의 노화가 원인인 경우가 많다.

고혈압이나 당뇨병이 있으면 세포의 노화를 촉진시킨다고 여겨진다. 나이가 드는 것을 막을 수는 없어도 노화 속도를 늦추는 생활 스타일을 재점검하는 자세가 중요하다.

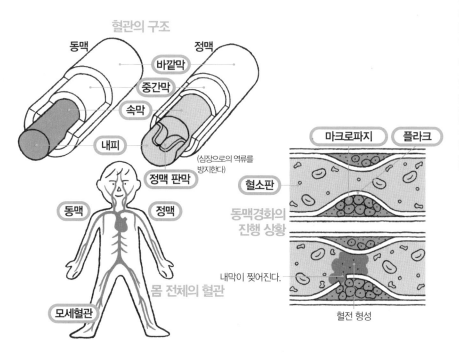

혈관의 구조

동맥　　　　정맥

바깥막

중간막

속막

내피

정맥 판막
(심장으로의 역류를 방지한다)

동맥　　　정맥

몸 전체의 혈관

모세혈관

마크로파지　　플라크

혈소판

동맥경화의 진행 상황

내막이 찢어진다.

혈전 형성

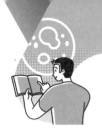

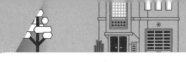

20 혈액은 어디에서 만들어지는가?

대부분은 뼈의 중심 '골수'에서 만들어진다

19세기에 들어서면서 비로소 혈액이 뼈의 중심부인 '골수 (骨髓)'에서 만들어진다는 사실을 알게 되었다. 그러나 모든 혈액이 골수에서만 만들어지는 것은 아니다.

혈액 가운데 골수 속에서 만들어지는 부분은 혈구로 불리는 '적혈구', '백혈구', '혈소판'과 같이 세 종류이고 '림프구'의 T세포만 가슴샘(37쪽 참조)에서 만들어진다.

아기일 때는 모든 뼈의 골수에서 혈액이 만들어지지만 성인이 되면 몸통 (體幹) 중심에 있는 복장뼈, 척추뼈, 갈비뼈, 골반뼈 등 한정된 골수에서 만들어진다. 골수에는 약 1조 개의 세포가 존재한다고 알려져 있는데, 그중 적혈구는 약 2,000억 개, 백혈구는 약 1,000억 개, 혈소판은 약 1억 개가 매일 만들어진다. 이들 세 종류의 혈액세포는 '조혈모세포(造血幹細胞)'라고 하는 세포가 만든다.

조혈모세포는 골수 중심부에 있는 해면 모양의 조직에 존재하며 세포 증식을 반복할 뿐 아니라 분화하여 적혈구, 백혈구, 혈소판으로 성장하여 혈액 속으로 방출된다. 이 과정이 '조혈(造血)'이다. 조혈 기능을 담당하는 골수를 '적색척수(赤色脊髓)'라고 하며 빨간색이었다가 발육과 함께 지방이 늘어나 '황색(황색골수)'으로 변하면서 조혈기능을 잃는다.

백혈구는 과립구, 단핵구, 림프구로 구성되어 있다. 이러한 혈구는 골수에서 만들어지는데 림프구의 T세포(전구세포)는 골수의 조혈모세포에서 가슴샘으로 이주하고 그곳에서 성숙하여 T세포가 된다. 가슴샘은 심장보다 조

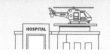

금 위쪽에 위치해 있으며 16세 때 절정에 달하고 이후 나이가 들어가면서 함께 작아진다.

뼈의 구조

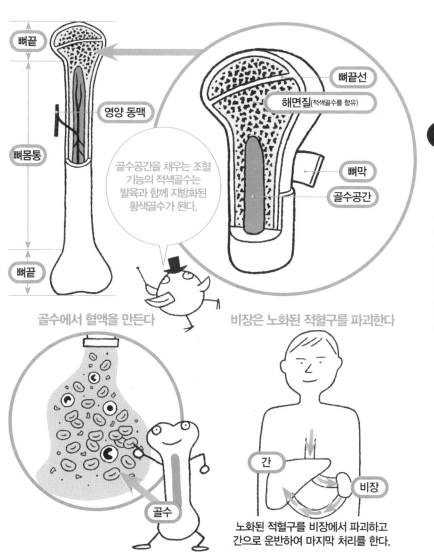

뼈끝

영양 동맥

뼈몸통

뼈끝

뼈끝선

해면질(적색골수를 함유)

뼈막

골수공간

골수공간을 채우는 조혈 기능의 적색골수는 발육과 함께 지방화된 황색골수가 된다.

골수에서 혈액을 만든다

골수

비장은 노화된 적혈구를 파괴한다

간

비장

노화된 적혈구를 비장에서 파괴하고 간으로 운반하여 마지막 처리를 한다.

51

혈액은 어디에서 만들어지는가?

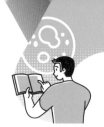
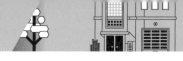

21 산소 운반 담당자, 적혈구

자유자재로 형태를 바꾸며 '헤모글로빈'을 가지고 있다

적혈구는 산소의 운반, 노폐물의 배설과 같이 몸을 건강하게 유지하기 위한 중요한 역할을 담당하고 있다. 또한 혈구 성분의 96%를 차지하는 세포이고 적혈구 속에는 '헤모글로빈'이라고 불리는 단백질이 함유되어 있으며 이 철단백질이 산소의 운반자 역할을 담당한다.

혈액이 빨간색인 이유는 헤모글로빈의 색소가 빨갛기 때문이다. 적혈구의 수명은 120일인데 수명이란 골수에서 만들어져 비장에서 파괴될 때까지의 기간이다(51쪽 그림 참조). 단, 파괴와 생산의 균형이 맞지 않으면 병적인 상태에 빠진다.

적혈구는 '적혈모구(赤血母細胞)'(적혈구가 되기 전 단계)에서 핵을 방출하여 젊은 '그물적혈구'가 되고 더욱 성숙된 적혈구가 되어 혈액 속으로 나온다.

이 탈핵은 산소 운반 기능을 특화하기 위해서라고 알려져 있다. 핵을 없애면 부피가 늘어나 세포 안에 산소와 결합하는 헤모글로빈을 보다 많이 함유할 수 있고 원반 모양으로 부피당 표면적을 크게 만들어 효율적으로 '가스 교환'을 할 수 있기 때문이다.

모세혈관의 크기는 약 5 μm인데, 적혈구의 지름은 약 7~8 μm, 평균 두께는 1.7 μm이며 자신의 지름보다 가는 모세혈관을 통과하려면 낙하산 모양이 되거나 슬리퍼 모양이 되는 등 접거나 구부려서 모양을 바꾸어야 한다.

만약 성인이 동맥성 출혈로 전체 혈액량의 3분의 1 이상을 잃으면 생명의 위험에 직면하고 2분의 1 이상을 잃으면 심폐 정지를 초래한다. 단 한 방울이라도 우리 몸속을 흐르는 혈액에는 끝을 알 수 없는 신비한 기능이 있는 것 같다.

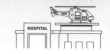

적혈구

적혈구의 탈핵

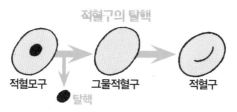

적혈모구 → 그물적혈구 → 적혈구

탈핵

적혈구는 유약한 혈액세포(적혈모구) 상태로는 골수에서 나오지 않는다.
탈핵하여 그물 적혈구가 되고 성숙하여 적혈구가 된 후 혈액 속으로 나온다.

적혈구의 주요 역할
(가스 교환)

53

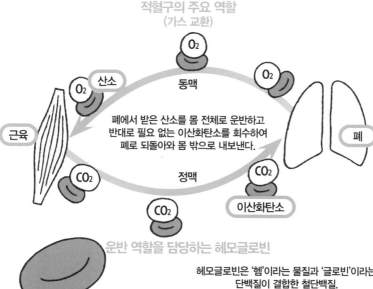

산소 동맥 근육 폐에서 받은 산소를 몸 전체로 운반하고 반대로 필요 없는 이산화탄소를 회수하여 폐로 되돌아와 몸 밖으로 내보낸다. 폐 정맥 이산화탄소

운반 역할을 담당하는 헤모글로빈

적혈구 속에 들어 있는 헤모글로빈과 산소가
결합하여 산소 운반체가 되며
산소와 영양분을 체내로 운반한다.
운반된 산소와 영양분은 생활하기 위한
에너지로 사용된다.

헤모글로빈은 '헴'이라는 물질과 '글로빈'이라는
단백질이 결합한 철단백질.
산소와 결합하는 물질이 헴.

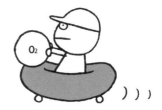

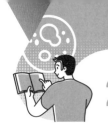
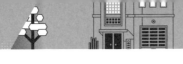

22 빈혈은 어떻게 일어나는가?

무서운 조혈 기능 저하로 인한 '재생불량성빈혈'

적혈구계 질병 중 많은 경우가 '빈혈(貧血)'이다. 적혈구 수나 헤모글로빈이 기준값보다 감소한 상태를 총칭한다. 감기와 마찬가지로 가볍게 생각하는 경향이 있는데 혈액 검사를 받고 그 원인을 정확하게 진단해 보아야 한다. 빈혈도 원인에 따라 다양한 종류의 빈혈이 있다.

'철결핍성빈혈'은 적혈구의 구성 성분인 철분과 헤모글로빈이 부족했을 때 발생하는 질환으로 가장 빈도가 높은 빈혈이다. 소화관의 궤양, 자궁근종이나 암 등의 출혈, 월경 과다 등에 의한 철 배설이나 음식을 통한 섭취 부족 때문에 저장된 철이 부족해져 헤모글로빈 합성이 장애를 받는다.

'악성빈혈(거대적혈모구빈혈)'은 골수의 분열 이상으로 인해 생기는 거대적혈모세포를 볼 수 있다는 점이 특징이며 비타민 B_{12}나 엽산 부족으로 적혈구의 조혈 기능에 악영향을 일으키는 증상이다. 이름대로 크고 미숙한 적혈구(거대적혈모세포)가 발견된다.

그 외에도 적혈구가 수명(3개월)을 다하기 이전에 파괴(용혈)된 결과, 빈혈이 일어나는 '용혈성빈혈', 혈액을 만드는 골수에서의 조혈 기능 그 자체가 저하되어 혈구가 감소하는 '재생불량성빈혈' 등이 있다. 이 빈혈은 난치병으로 지정되었으며 중증일 때는 골수 이식을 해야 한다.

여러 가지 질환이 원인이 되어 일어나는 '속발성빈혈'은 2차성 빈혈이라고도 하며 콩팥성 빈혈이나 암 등의 악성 종양이 원인이다.

일반적인 빈혈 증상은 얼굴색이 안 좋아지고, 두통, 이명, 현기증, 가슴 두근거림, 호흡곤란, 피곤함, 손톱이 울퉁불퉁해지는 증상 등을 볼 수 있다.

빈혈의 종류

철결핍증성빈혈

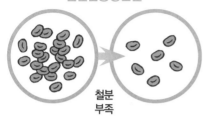

철분
부족

재생불량성빈혈

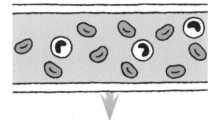

적혈구를 포함한 혈구의 감소

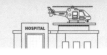55

용혈성빈혈

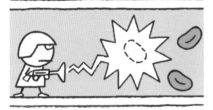

적혈구가 파괴되어 수명이 짧아진다

속발성빈혈

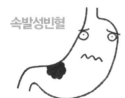

암 등의 악성 종양에 의한 빈혈

악성빈혈

정상

크고 미숙한 적혈구의 출현

거대적혈모세포

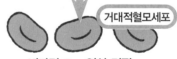

비타민 B$_{12}$, 엽산 결핍

빈혈의 주요 증상

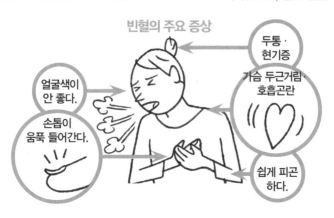

두통·현기증

가슴 두근거림·호흡곤란

얼굴색이 안 좋다.

손톱이 움푹 들어간다.

쉽게 피곤하다.

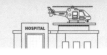빈혈은 어떻게 일어나는가?

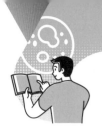

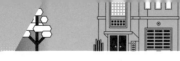

23 몸의 방위대, 외부의 적으로부터 우리 몸을 지키는 백혈구

몸속을 순환하는 혈액의 역할

백혈구 증감에는 주의를 기울인다

백혈구는 체내에 들어온 세균이나 바이러스 등 외부의 적으로부터 몸을 지키는 작용을 한다는 설명은 앞에서 이미 했지만 더 자세히 이야기하면 면역 기능을 담당하고 외부로부터 몸속에 침입한 세균이나 바이러스 등의 이물질을 제거한다.

백혈구는 조혈모세포에서 발생한 후에 성숙하여 과립구계와 림프구계, 단핵구계 중 하나로 분화된다. 과립구계는 '호중구(好中球)', '호산구(好酸球)', '호염기구(好鹽基球)'가 된다. 호중구는 혈액 속에 가장 많이 존재하며 세균을 공격하고 살균하는 능력이 뛰어나다. 호산구는 기생충 감염(진드기 등)이나 알레르기 질환이 보이면 증가한다. 호염기구는 히스타민을 내보내고 아나필락시스 쇼크, 천식을 일으킨다.

림프구계에서는 'B세포', 'T세포' 등이다. B세포는 세균이나 바이러스가 침입하면 항체를 만들고, T세포는 몸을 방어함과 동시에 한 번 침입한 병원체는 기억하여 제거한다(37쪽 그림 참조).

단핵구계는 백혈구 중에 가장 크고 탐식작용이 강하고 이동성이 풍부하여 감염이 일어나면 해당 조직으로 이동한 후 마크로파지로 분화한다.

백혈구의 기준값은 나이나 개인에 따라 차이가 크지만, 혈액 1세제곱밀리미터당 4,000~9,000개로 알려져 있다.

백혈구가 감소하면 몸의 저항력이 떨어지고 발열이나 궤양, 감염증에 걸리기 쉬워지며 재생불량성빈혈도 의심된다. 반대로 백혈구 수가 증가하는 이유는 염증이나 상처를 입은 경우의 방어 반응인데 수상한 증가는 백혈병 등이 원인인 경우도 있어 자세한 혈액 검사를 받아 보아야 한다.

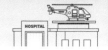

백혈구

백혈구 수로 의심되는 이상과 질병의 원인

백혈구가 지나치게 감소한 경우	백혈구가 지나치게 증가한 경우
패혈병	백혈병
급성골수성백혈병	세균 감염증
전신성 에리테마토데스(SLE, 홍반선 낭창)	심근경색
재생불량성빈혈	신우염, 담낭염
항암제의 장기 투여	외상, 출혈
방사선 조사 등	스테로이드 투여 등

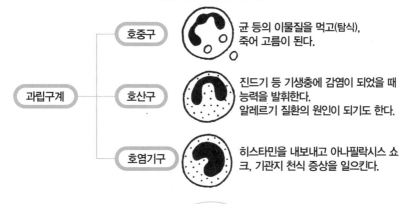

백혈구(과립구계)의 역할

호중구 — 균 등의 이물질을 먹고(탐식), 죽어 고름이 된다.

과립구계

호산구 — 진드기 등 기생충에 감염이 되었을 때 능력을 발휘한다. 알레르기 질환의 원인이 되기도 한다.

호염기구 — 히스타민을 내보내고 아나필락시스 쇼크, 기관지 천식 증상을 일으킨다.

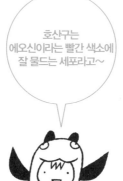

호산구는 에오신이라는 빨간 색소에 잘 물드는 세포라고~

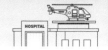

몸의 방위대, 외부의 적으로부터 우리 몸을 지키는 백혈구

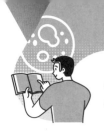

24 혈관을 보수하는 혈소판

상처 등 부상을 입었을 때, 상처가 아무는 이유는 혈액 속에 있는 '혈소판(血小板)' 덕분이다. 혈소판은 조혈모세포에서 거대핵세포가 되고 세포질이 조각조각 찢겨져 혈소판이 되는데 수명은 3~10일 정도다.

혈소판은 적혈구나 백혈구와 달리 혈관 중앙이 아니라 혈관내피세포의 옆을 흐르고 있다. 그 이유는 상처가 나 혈관이 손상되었을 때 혈소판이 즉시 대응할 수 있기에 적당한 장소이기 때문이다.

지혈이 되는 과정에는 혈소판이 작동하는 1차 지혈 과정과 혈장 속 혈액응고인자가 작동하는 2차 지혈 과정이 있다.

혈관이 상처를 입어 혈관내피세포가 벗겨지면 그 밑에 있는 콜라겐 섬유와 혈소판이 결합(점착)한다. 그러면 세포질에서 다른 혈소판을 모으는 물질을 방출하여 많은 혈소판을 모으고 이번에는 혈소판끼리 결합(응집)하여 상처를 덮는 혈전을 만든다. 이것이 혈소판 응집의 메커니즘이며 1차 지혈이라고 한다.

2차 지혈에서는 혈액응고인자가 활성화되어 혈장 속 당단백질의 일종인 피브리노겐이 '피브린(fibrin)'으로 전환되고 혈액은 젤 형태가 된다. 이 피브린을 현미경으로 관찰하면 그물(네트) 형태로 되어 있어 혈소판이나 기타 세포를 휘감아 상처를 아물게 만든다.

혈소판이 혈액 전체에서 차지하는 비율은 1% 이하로 매우 적지만, 혈액의 유출을 방지하는 중요한 역할을 담당하고 있다. '특발성 혈소판 감소성 자반증(ITP)'과 '혈전성 혈소판 감소성 자반증(TTP)' 등은 혈소판의 감소와 함께 발병하는 질환이다.

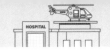

혈소판

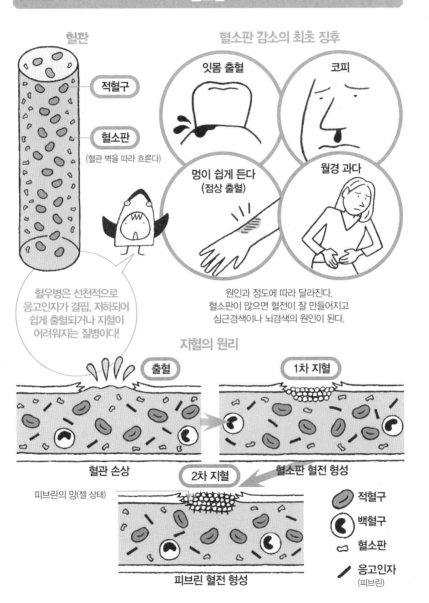

COLUMN

이코노미클래스증후군

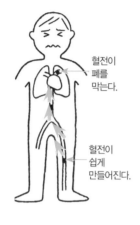

혈전이
폐를
막는다.

혈전이
쉽게
만들어진다.

'이코노미클래스증후군'이라는 질병의 이름을 한 번쯤 들어 본 사람이 적지 않을 것이다.

이 질병은 비행기 이코노미클래스와 같은 비교적 좁은 장소에서 장시간, 같은 자세로 앉아 있으면 다리 정맥의 혈액이 심장으로 되돌아가기 어려워져 다리에서 정체된 결과, 다리 정맥의 혈전(심부정맥혈전증)으로 피 덩어리가 만들어진다.

비행기가 목적지에 착륙하여 갑자기 몸을 움직이면 정맥에서 만들어진 혈전이 혈관 벽에서 떨어져 나와 혈액 속으로 흘러 들어간다. 이 혈전이 가늘어진 혈관을 막는 증상으로 가슴 통증이나 호흡곤란을 느낀다.

예를 들어 폐와 연결된 혈관이 막혀 버리면 폐색전증이 되고 최악의 경우, 죽음에 이를 수도 있다.

그러나 이런 질병이 특별히 이코노미클래스에서만 일어나는 것은 아니다. 비즈니스클래스에서도 다리 근육을 움직이지 않는 상태가 길어지면 혈전이 쉽게 만들어진다.

요점은 비행기에 타는 행위가 원인이 아니라 다리 근육을 장시간 사용하지 않는 데 원인이 있다. 가령 재난 시에 이재민들이 대피소나 차 안에서 장기간 대피 생활을 할 수밖에 없었을 때도 심부정맥혈전증은 매우 쉽게 일어난다. 이와 같은 환경에서는 수분을 충분히 보충해 주고 가끔 다리 운동을 해 주는 습관이 중요하다.

제 4 장

알아 두면 요긴한
암의 특성

한국의 3대 사망원인 중 1위를 차지하는 악성 종양(암).
세포가 암으로 변하는 원리와 성질에 관한 기초 지식을 배우고
암의 무서운 특성을 낱낱이 밝힌다.

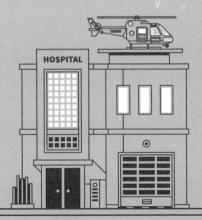

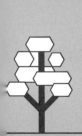

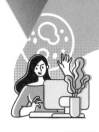

25 암이란 악성 종양의 총칭을 말한다

전체 사망원인 중에서 1위라는 사실만 보아도 가장 두려움에 떨게 하는 질병은 누가 뭐래도 '암'이다.

암의 어원은 영어의 'cancer(캔서)'로 바닷게라는 의미이다. 그리스 시대 히포크라테스의 저서에도 등장한다고 하니 모양이나 만졌을 때의 느낌에서 개념적인 의미로 붙여진 이름이 아닐까라는 생각이 든다.

암은 '악성 종양' 또는 '악성 신생물'을 총칭한다. 육종, 백혈병, 악성 림프종 등 모두를 포함한다.

종양이란 어떤 원인으로 세포가 상처를 입고 덩어리로 뭉쳐져 증식한 것을 말하며 악성인 종양을 '암(악성 종양)'이라고 부른다. 암은 '몸의 세포가 제어를 받지 않고 마음대로 한정 없이 계속 증식'하는 특징을 지니고 있다.

또한 주변의 장기나 조직을 잡아먹듯이 침윤하고 다른 장소로 전이되어 끊임없이 증식하는 성격이 있다.

상피 이외의 조직(비상피성 세포)에서 발생하는 암을 '육종(사르코마, sarcoma)'이라 부른다. 매우 발생 빈도가 낮은 희귀한 암인데 연령층이 넓고 몸 전체 어디에서나 발병한다. 그밖에 조혈기관(골수, 림프)에서 발생하는 암도 있다. 이렇게 구별하는 이유는 발생하는 부위에 따라 성격이나 효과적인 치료 방법이 다르기 때문이다.

상피조직이란 몸의 표면이나 소화관 등의 내강 표면을 덮고 있는 세포를 말한다.

단, 뇌에 생기는 종양은 '뇌종양'이며 관례적으로 암이라고도, 육종이라고도 말하지 않는다.

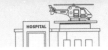

암은 악성 종양의 총칭

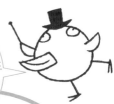

뇌에 생기는 종양은
암이라고도, 육종이라고도
말하지 않고
'뇌종양'이라고 한다.

암을 영어로
Cancer(바닷게)라고 말하는
데는 여러 가지 설이
있는데 히포크라테스가
가장 처음 관련 지었다는
설이 사실인 것 같다.

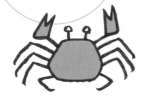

악성 신생물이란 악성 종양과 마찬가지로
'암'을 의미하는데 사망원인 통계 분야에서 사용된다.
영어로 neoplasia, neoplasm이라고 하며
neo는 새롭게, plasia는 성장,
plasm은 형성된 것이라는 의미가 있으므로
새롭게 생겨서 자라났다는 뜻이
이름의 유래이다.
신생물이 종양보다 폭넓은 질환 개념을
가지고 있다고 볼 수 있다.

암세포의 특징

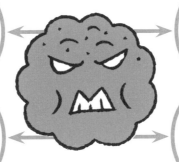

아포토시스를 무시, 이상 증식
암세포는 마음대로 증식을
계속하며 멈추지 않는다
(32쪽 참조).

영양의 과잉 소화
다른 정상 조직의 영양분
을 빼앗아 몸을 쇠약하게
만든다.

침윤과 전이
주변에 스며들 듯이 퍼
지고(침윤), 몸 여기저기
로 흩어져(전이) 암조직
을 확대시킨다.

무한의 분열 능력
텔로머라아제라는 효소
가 작용하여 세포가 무
한 분열을 일으킨다(38쪽
참조).

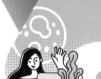

26 종양이란 무엇인가?

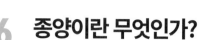
양성 종양과 악성 종양의 차이

'암', '악성 종양', '악성 신생물'은 단어의 유래가 다를 뿐 일반적으로는 거의 같은 의미로 사용된다고 앞에서 설명했다. 종양(腫瘍)은 한자 그대로 '부풀어 오른 덩어리'를 의미하며 겉에서 봤을 때 눈에 보이는 모양을 가리키는 말이었다고 추측할 수 있다. 대부분의 암은 고형 덩어리인 종양(고형암)이 되는데 '백혈병'은 혈액세포가 이상하게 증식한 질병으로 세포 덩어리를 만드는 병은 아니므로 '혈액암'이라고 한다.

또한 '종양'에는 악성과 양성이 있으며 '악성 종양인가, 양성 종양인가'라고 말할 때는 '암인가, 암이 아닌가'를 뜻한다. 양성 종양의 특징은 앞쪽에서 살펴본 악성 종양(암세포)의 특징과 비교했을 때 세포 분열이 활발하지 않아 발육이 느리고 잘 분화되며 팽창성 증식이 나타난다.

기도 안쪽 면을 덮고 있는 샘상피 등 상피에서 발생하는 종양은 모두 '상피성 종양'이라고 하며, 양성이면 '종(腫)'을 붙이고, 악성이면 '암(癌)'을 붙인다. 예를 들어 샘세포에서 발생하는 양성 종양이면 '샘종', 악성 종양이면 '샘암'이 된다. 뼈, 근조직 등의 '비상피성 종양'의 종류도 많이 있는데 이 경우는 양성에는 '종'을 붙이고 악성에는 '육종(肉腫)'을 붙인다. 가령 양성일 때는 '근종'이고, 악성일 때는 '근육종'이 된다.

간조직에 관해서는 양성인 상피성 종양은 거의 없고 '간세포암(헤파토마, hepatoma)'은 간세포에서 유래하는 암으로 간암의 90%를 차지하며, 매년 일본의 남성 환자 사망률 5위 이내에 들어 있다. 골종양의 대표적 질환인 '골육종'은 젊은이들의 긴뼈 말단부위에 많이 생기며 폐로 쉽게 전이되는 특징이 있다.

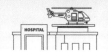

양성 종양과 악성 종양

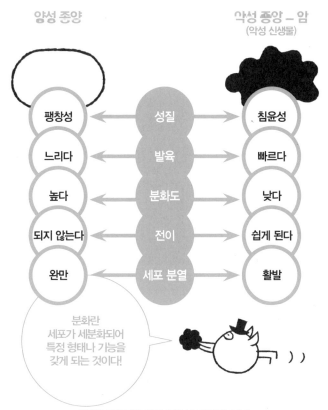

양성 종양		악성 종양 – 암 (악성 신생물)
팽창성	성질	침윤성
느리다	발육	빠르다
높다	분화도	낮다
되지 않는다	전이	쉽게 된다
완만	세포 분열	활발

분화란 세포가 세분화되어 특정 형태나 기능을 갖게 되는 것이다!

발생 부위에 따른 악성 종양의 종류

상피세포에서 발생
폐암, 위암, 대장암, 간암, 자궁암, 후두암 등

비상피성 세포에서 발생
골육종, 연골육종, 유잉육종, 지방육종, 평활근육종 등

조혈기관에서 발생
백혈병, 악성 림프종, 골수종 등

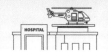HOSPITAL

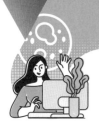

27 어떻게 해서 암이 되는가? ①

대부분의 요인은 정상 세포가 상처를 입었을 때 생긴다

정상 세포는 한 개의 세포가 두 개로 나뉘는 분열을 반복하면서 수를 증식시키고 결국 오래된 세포는 죽는다.

그러나 흡연, 음주, 자외선, 식습관, 바이러스, C형 간염 바이러스, 유전적 요인 등에 의해 세포의 유전자가 상처를 입으면 세포는 예정대로 분열을 반복하는데 세포가 죽지 않는 경우가 있다. 이것이 암세포이다. 암세포는 주변에 있는 세포를 파괴하면서 퍼지고(침윤), 멀리 있는 장소로 이동한다(전이). 침윤 과정에 따라 '조기암', '진행암' 등으로 구별한다.

우리는 보통, 매일 수천 개에 이르는 세포의 유전자에 상처를 입는데 면역력, 자연치유력으로 제거할 수 있으므로 유전자가 손상을 입었다고 해서 바로 암이 되는 것은 아니다. 암의 종류에 따라 다르지만 유전자의 돌연변이가 하나의 세포에 2~10개 정도 생겨나면 암이 된다고 말한다. 변이가 축적될 필요가 있다.

암은 암이 되도록 촉진하는 유전자의 출현, 암이 되는 것을 억제하려는 유전자의 이상, 암이 되도록 연결하는 유전자 이상을 복구하려는 시스템의 이상 등이 조합하여 발생한다고 생각할 수 있다(68쪽 참조). 이때는 선천적인 체질, 발암 물질이나 바이러스의 감염 등 다양한 환경 인자가 영향을 미친다.

양성 종양에서는 발생한 원래의 세포인 모세포가 완전히 기능 분담이 명확한 세포로 성숙된다. 한편 악성 종양에서는 형태가 찌그러지거나 하는 이형성이 강하게 보인다. 형태의 차이가 암의 악성 정도를 파악하는 기준이 된다.

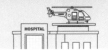

암의 발생, 진행 구조

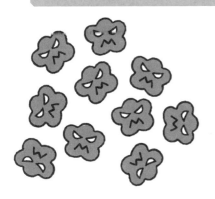

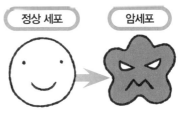

정상 세포에서 발생한 이상한 세포의 '덩어리'이다. 암이 되려면 여러 가지 변이가 축적되어야 한다.

67

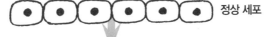

정상 세포

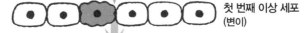

첫 번째 이상 세포
(변이)

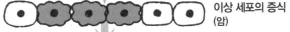

이상 세포의 증식
(암)

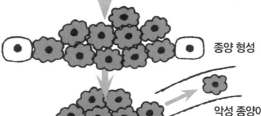

종양 형성

악성 종양이 되어
주위로 퍼진다.
(전이, 침윤)

어떻게 해서 암이 퍼드기갈? ①

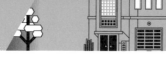

28 어떻게 해서 암이 되는가? ②

암 유전자와 암 억제 유전자의 밸런스가 중요

정상 세포에서 암으로 바뀌는데 직접 관계가 있는 유전자를 '드라이버 유전자'라고 한다. 드라이버 유전자에는 암 발생을 촉진시키는 '암유전자'와 세포의 증식을 억제하는 '암 억제 유전자'의 두 종류가 있는데 두 유전자가 복잡하게 관여하고 있다.

'암유전자'란 한 정상적인 유전자가 구조나 기능에 이상을 일으킨 결과, 정상 세포를 암으로 이끄는 유전자이다. 암유전자는 원래 우리 몸속에 있다고 하며 이들을 '암원(癌原) 유전자'라고 부른다.

한편 억제 유전자는 돌연변이 유전자의 작용을 억제하여 정상으로 만드는 유전자이다. 기능을 대행하는 유전자와 정보의 번역에 작용하여 돌연변이 유전자의 발현을 억제하는 유전자로 크게 구별된다. 건강한 사람은 이러한 유전자의 균형이 잘 유지되고 있어 암세포를 억제시키기 때문에 증식하는 경우는 없다.

그러나 억제 유전자의 기능이 저하되면 아포토시스(자세한 내용은 32쪽 참조) 기능이 작동되어야 할 때 작동되지 않거나, 예정 이상으로 아포토시스가 일어나는 경우가 있어 유해한 세포가 제거되지 않아 암 발생의 원인이 된다. 또한 생명의 회수권이라고 불리는 '텔로미어(자세한 내용은 38쪽 참조)'를 유지하는 효소 텔로머라아제가 세포 노화를 회피하여 암세포를 무한 증식시킨다. 암 발생 과정에서는 게놈(22쪽 참조)이 불안정해지고 변이가 쉽게 일어나기 때문에 암 발생과는 관계가 없는 유전자에도 랜덤으로 변이가 일어난다고 알려져 있다. 이를 '패신저 유전자'라고 말한다.

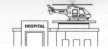

암 억제 유전자의 기능

정상인 경우

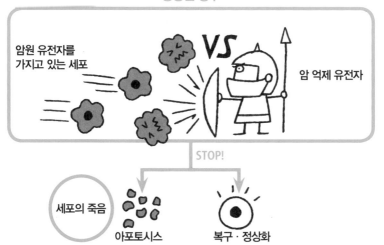

암원 유전자를 가지고 있는 세포

VS

암 억제 유전자

STOP!

세포의 죽음

아포토시스

복구 · 정상화

기능이 저하된 경우

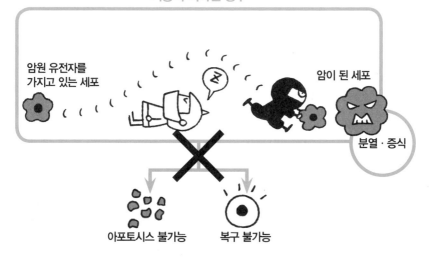

암원 유전자를 가지고 있는 세포

암이 된 세포

분열 · 증식

아포토시스 불가능

복구 불가능

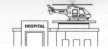

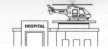

69

어떻게 해서 암이 되는가? ②

흡연, 음주, 바이러스 등의 위험이 가득하다

암이 발생하는 외부 요인으로는 흡연, 음주, 음식물(소, 돼지, 양), 화학물질(발암물질이라고도 한다), 환경오염, 바이러스, 방사선 등이 있다. 또한 내부 요인으로는 나이, 체격, 유전자(가족성 종양) 등 여러 가지가 있다.

특정 직업에 종사하는 사람들에게 많이 발병하는 암을 '직업암'이라고 한다. 세계 최초의 직업암은 1775년 영국에서 발견되었는데 굴뚝 청소부들이 매연 때문에 걸린 음낭암이었다.

직업암은 발암을 유발하는 화학물질에 직접 접촉하거나 그와 같은 환경에서 호흡기를 통해 흡입했을 때 발병하는 경우가 많다. 따라서 피부, 폐, 방광 등 발암물질이 접촉, 흡입, 배출되는 경로에서 많이 볼 수 있다. 최근 인쇄회사에서 일하는 종업원에게 많이 발생하는 쓸개관암을 후생노동성이 '직업성 쓸개관암'으로 인정했다.

그렇다면 인류는 언제부터 암 때문에 골머리를 썩혀 왔을까? 세계에서 가장 오래된 암은 남아프리카 스와르트크란스 동굴에서 발굴된 160~180만 년 전 고대 인류가 발가락에 걸린 '골육종'이라는 보고가 있다. 지금까지 발견된 화석에서 암이 발견된 예는 매우 적어 현재는 고대 인류가 걸렸던 최초의 암으로 알려져 있다. 간소한 식사나 현대 사회와 같이 오염되지 않은 환경에서도 암에 걸렸다는 사실은 암의 근원인 발암물질을 인간 자신이 몸에 지니고 있다고 생각할 수 있다.

발암물질에는 직접적으로 암을 유발하는 물질과 간접적으로 암으로 변신하는 물질이 있다. 간접적이라는 의미는 체내에서 대사를 받아 암 성질이 있

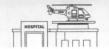

는 물질로 바뀌는 경우로 본래라면 독성물의 독을 없애야 하는 효소가 반대로 발암성이 있는 물질을 만들어 버리는 경우가 있다. 직접적으로 암을 유발하는 물질은 '항암제'이다. DNA에 결합하여 암세포를 죽이는 데 정상 세포까지 영향을 끼치는 항암제도 있다. 이러한 항암제나 방사선을 이용한 치료가 원인이 되는 암을 '2차성 발암'이라고 한다.

'방사선 발암'은 어느 정도의 양에 피폭되면 반드시 발병하는 것이 아니라 돌연변이를 매개로 한 확률적인 문제이기 때문에 조사 대상의 수가 많을수록 정확해진다.

'자외선'도 방사선의 일종이다. DNA가 손상을 입으면 발암의 원인이 된다. 파장이 긴 UV-A는 에너지가 약하지만, UV-B는 피부가 빨개지도록 피부를 태우거나 DNA 손상을 일으켜 피부암을 일으킨다고 알려져 있다.

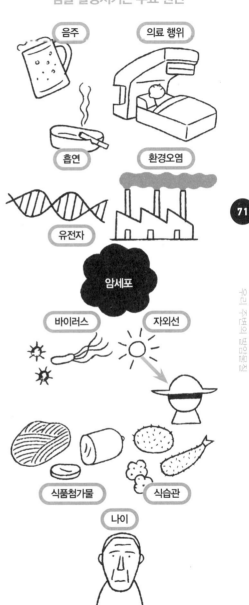

암을 발병시키는 주요 원인

음주
의료 행위
흡연
환경오염
유전자
암세포
바이러스
자외선
식품첨가물
식습관
나이

우리 주변의 방사능 오염

30 암의 스테이지란 무엇인가?

암의 진행 상태를 단계적으로 구분지은 것을 '병기 결정' 또는 '스테이지 분류'라고 한다.

기본적으로는 암의 크기와 확산에 따라 분류하는데 장기나 조직에 따라 분류 방법이 다르다.

대표적인 분류는 국제암통제연합(UICC)이 정한 'TNM 분류'이다. 암의 확산, 깊이(T=tumor), 림프절로의 전이와 확산(N=node), 그 이외 장기로의 전이(M=metastasis)의 머리글자를 땄다. 세 가지 요소를 조합하여 0기~Ⅳ기 (스테이지 0~Ⅳ기)의 5단계로 나눈다. Ⅳ기에 가까울수록 암이 진행되고 있음을 뜻한다. TNM 분류에 따라 모인 한국뿐 아니라 전세계 환자들의 다양한 데이터는 수술 후의 치료법 선택 등에 도움이 되는 것은 물론, 통계 데이터로도 축적되어 다음 세대 환자의 진단이나 그 시점에서 가장 효과적이라고 여겨지는 치료 방법의 선택, 향후 경과나 예후 예측에도 도움이 되고 있다.

그러나 수치 데이터라는 것은 눈으로 본 소견이 포함되므로 반드시 애매한 점이 존재한다. 울퉁불퉁한 종양은 측량하는 부분에 따라 오차가 나고, 수술로 잘라낸 종양의 단면도 면이 바뀌면 지름도 간단히 바뀐다. 따라서 검체 검사 결과를 판독하는 경우, 항상 결과는 불명확하기 마련이라고 인식해야 한다. 병리학자는 분류를 절대적이라고 생각하지 말고 중요한 참고 데이터로 살펴본다.

그래도 총 수가 증가하면 통계상 우연히 발생한 차이가 아니라는 확인(유의차 검정)이 가능하기 때문에 근거 없는 결과가 도출될 걱정은 없다.

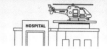

TNM 분류법이란?

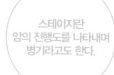

T
암의 확산과 깊이

N
림프절로의 전이

M
다른 장기로의 이전

각 항목을 수치화하고 조합하여 스테이지를 결정한다.
진행도를 나타내는 스테이지 숫자가 작을수록 암은 좁은 범위에 머물고
초기 증상이라고 할 수 있다. 스테이지는 암 치료를 할 때의 판단 자료가 된다.

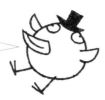

스테이지란
암의 진행도를 나타내며
병기라고도 한다.

암의 스테이지란 무엇인가?

대장암의 스테이지 예

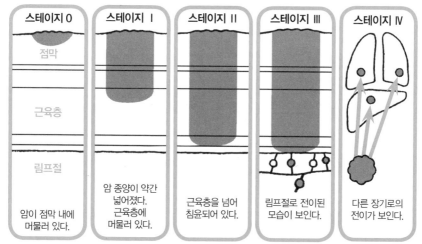

스테이지 0	스테이지 I	스테이지 II	스테이지 III	스테이지 IV
점막				
근육층				
림프절				
암이 점막 내에 머물러 있다.	암 종양이 약간 넓어졌다. 근육층에 머물러 있다.	근육층을 넘어 침윤되어 있다.	림프절로 전이된 모습이 보인다.	다른 장기로의 전이가 보인다.

31 암은 유전되는가?

2013년, 미국 영화배우인 안젤리나 졸리가 유방암 예방을 위해 건강한 양쪽의 유방을 절제하는 수술을 받아 화제가 되었다.

엄마는 유방암을 앓고 난소암으로 사망, 외할머니는 난소암, 이모는 유방암으로 사망했다. 이것은 '유전성 유방암·난소암 증후군(HBOC)'이라 여겨지며 유전적으로 쉽게 암에 걸린다. 우리의 몸은 손상된 DNA를 복구하는 작용이 있는 암 억제 단백질을 생성하는 유전자인 'BRCA1(브라카1)'과 'BRCA2(브라카2)'를 보유하고 있으며 이러한 유전자에 변이가 생기면 불안정성이 일어나 발암 가능성이 높아진다.

두 유전자 모두 상염색체 유전자인데 한쪽에만 변이가 일어나도 발암의 위험이 커진다.

미국의 통계에서는 전체 여성의 12%가 평생 동안 유방암이 발병할 가능성이 있다고 한다. 한편 BRCA1에 변이가 있으면 거의 60%가, BRCA2에 변이가 있으면 약 50%가 70세까지 유방암이 발병한다고 한다.

난소암에 대한 영향이 가장 커서 BRCA1에 변이가 있으면 약 40~90%가, BRCA2에 변이가 있으면 60% 넘게 난소암이 발병할 가능성이 있다.

안젤리나 졸리의 경우, 유방암으로 사망한 이모와 마찬가지로 BRCA1 유전자에 이상이 발견되어 의사로부터 유방암이 될 확률이 87%라는 진단을 받아 수술을 하게 되었다.

유방 절제 수술 후 〈타임(TIME)〉지에 "유방암은 조기 발견이 비교적 쉽기 때문에 예방적 수술이라면 난소를 수술했어야 하는 것이 아니었나?"라며

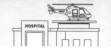

매우 날카롭게 지적한 기사가 실렸
다. 그로부터 2년 후, 안젤리나 졸리
는 초기 난소암이 의심된다는 검사
결과를 듣고 난소, 난관의 예방 절제
수술을 받기로 했다.

암은 환경 요인이나 유전적 요인
에 대한 인식도 중요한데 일생동안
암에 걸릴 위험은 남성이 62%, 여성
이 47%이므로 거의 두 명 중 한 명
은 암에 걸릴 가능성이 있다.

인생 100년이라고 하는 장수시대
에서는 암에 걸린 친척이 많다는 이
유만으로 암이 될 확률이 높은 '가족
력'으로 판단하기에는 어려운 부분
이 있다. 지금은 치료 방법의 종류가
늘어났고 복잡해졌을 뿐 아니라 사
전동의(informed consent)를 받아 치
료 방침을 직접 선택해야만 하는 시
대이다. 올바른 기본적 의학 지식을
가지고 있어야 할 필요가 있다.

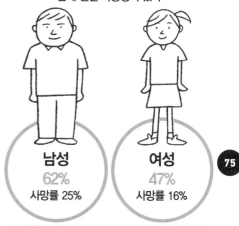

일평생 암에 걸릴 위험

**약 두 명 중 한 명은
암에 걸릴 가능성이 있다**

남성
62%
사망률 25%

여성
47%
사망률 16%

2014년 '일본국립연구개발법인 국립암연구센터'의 데이터를 근거로 함

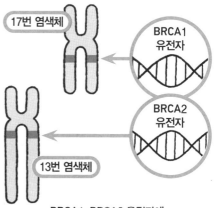

유전성 유방암 · 난소암 증후군(HBOC)이란

17번 염색체

BRCA1 유전자

BRCA2 유전자

13번 염색체

**BRCA1, BRCA2 유전자에
선천적으로 변이를 가지고 있는 유전성 암**

75

32 발전하는 암게놈 해석

차세대 시퀀서를 이용한 치료법

암의 전체 유전자 배열, 즉 '암게놈'은 '차세대 시퀀서(Next Generation Sequencer)'라고 불리는 새로운 기기가 개발됨으로써 유전자의 염기배열을 고속으로 읽을 수 있게 되었고, 이에 따라 암의료 연구가 비약적으로 발전하였다. 참고로 이 기기를 이용하면 최대 6일 동안 약 1조 개의 염기배열을 해독할 수 있다(인간게놈 10명분에 해당).

암세포에는 많은 돌연변이를 볼 수 있는데 차세대 시퀀서를 개발함으로써 이상한 암세포의 전체 모습이 밝혀지고 있다. 악성 종양의 종류에 따라 돌연변이의 수가 다를 것이라고 생각했기 때문이다.

예를 들어 10개 정도의 변이로 발병한다고 알려져 있는 급성골수성백혈병은 폐암(약 150개의 돌연변이가 있다)에 비하면 상당히 적다는 사실을 알 수 있다. 폐암은 담배 때문에 세포가 손상을 입어 변이가 쉽게 일어나는 것이 원인이라고 생각한다.

악성 종양에서의 변이는 발병에 직접 관여하는 드라이버 유전자와 변이와는 직접 관계가 없는 패신저 유전자가 있다고 앞에서 설명했다(68쪽 참조). 드라이버는 운전사, 패신저는 승객이라고 한다면 차를 운전할 때는 드라이버만 관여하는 원리와 마찬가지로 유전자 변이에도 드라이버 유전자가 중요한 역할을 담당한다고 여겼다.

연구 중에 있기는 하나, 한 연구 논문에서 드라이버 유전자에서 세 가지 유전자 이상이 있으면 암이 된다는 보고가 있었다. 또한 단순한 승객이었던 패신저 유전자가 새로운 변이에 관여할 가능성도 생각할 수 있다는 등의 주

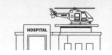

장이 있어 게놈 해석에 의한 향후 연구가 기대된다.

드라이버 유선자는 약 200종류가 있다고 하는데 이 또한 게놈 해석으로 알게 되었다.

최근 차세대 시퀀서의 개발 덕분에 이상 유전자를 표적으로 환자별로 치료법을 찾아 주는 정밀 의료 '암게놈 의료'가 주목을 받고 있다.

이 치료법은 생체 검사나 수술 등으로 채취한 암조직을 사용하여 차세대 시퀀서로 한 번에 많은 수의 암과 관련된 유전자 변이를 조사하는 '패널 검사'를 실시하고 해석 결과를 여러 전문가가 검토하여 유전자 변이에 효과가 있는 약을 찾아 임상시험 등을 거치는 '약물요법'이다.

현재 상황에서는 치료를 받으려면 원인을 알 수 없는 암 등 표준 치료가 없는 환자 등으로 자격이 한정되어 있으나, 유전자 검사의 보험 적용도 결정되어 향후 더욱 가속화할 것으로 예상된다.

발전하는 암게놈 해석

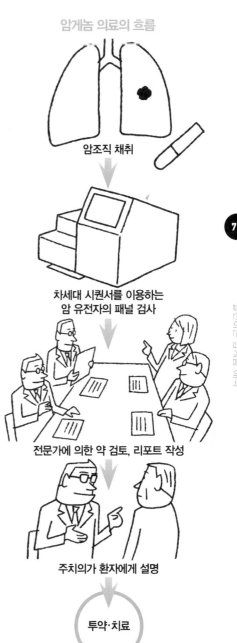

암게놈 의료의 흐름

암조직 채취

차세대 시퀀서를 이용하는 암 유전자의 패널 검사

전문가에 의한 약 검토, 리포트 작성

주치의가 환자에게 설명

투약·치료

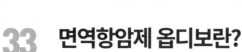

33 면역항암제 옵디보란?

노벨 생리학·의학상, 혼조 다스쿠 씨의 발견

2018년 교토대학 특별교수인 혼조 다스쿠(本庶佑) 씨가 미국 텍사스 대학의 제임스 앨리슨 교수와 함께 노벨 생리학·의학상을 공동 수상했다.

수상 내용은 혼조 교수가 1992년에 암을 공격하는 몸의 면역계에 브레이크를 거는 원리를 연구하여 브레이크를 해제하는 '면역 체크 포인트 저해제(옵디보, 일반명은 니볼루맙)'를 개발했기 때문이다. 여기서 옵디보의 작용에 대해 좀 더 자세히 살펴보겠다.

인간의 몸에는 암세포를 공격하는 면역 기능이 갖추어져 있다. 그러나 암세포는 면역 공격에 대해 바리게이트를 치고 면역으로부터의 공격을 차단하면서 면역 작용을 억제해 버린다.

또한 스스로 면역 반응을 억제하는 구조도 갖추고 있다. 암세포는 면역을 억제하는 시스템을 이용하여 면역세포(T세포) 표면의 '면역 체크 포인트'에 있는 '수용체(PD-1)'에 '이물질을 공격하지 마라', '면역을 억제하라'와 같은 명령을 받는 단백질인 '수용체(PD-L1)'를 결합시켜 면역세포가 암세포를 공격하지 않도록 가짜 신호를 내보낸다.

즉 반대로 암세포가 면역 체크 포인트와 결합하지 않도록 만든다면 암세포 주변에 있는 면역 세포가 암세포에 대한 공격의 기세를 늦추지 않아 암세포를 처부술 수 있다는 생각에서 '면역 체크 포인트 저해제'가 개발되었다.

옵디보는 저해제이므로 직접 암세포를 공격하는 약은 아니다.

옵디보를 적절하게 투여하여 자기 면역력 그 자체로 암세포를 공격할 수

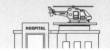

있게 만드는 원리이다.

지금까지 공격할 수단이 없이 진행된 멜라노마(melanoma, 악성 흑색종) 등에 대한 치료의 선택지가 되었으며 폐암, 위암 등에 대한 적용도 확대되어 기대를 모으고 있다.

현재는 아직 암 종류도 한정되어 있으나 화학요법 등에 이어 제4의 치료법으로 연구 개발이 진행되고 있다.

또한 PD-1란 이름은 Programmed Cell Death, '세포의 프로그램 죽음'에서 왔으며 1992년에 혼조 씨의 제자인 이시다 야스마사(石田靖雅, 현 나라 첨단과학기술대학원 대학 준교수)가 이름 지었다.

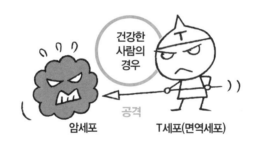

옵디보의 작용 원리

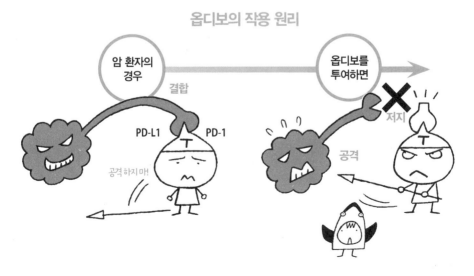

냄새로 암을 발견하는 암 탐지견

인명구조견이나 마약탐지견의 활약은 잘 알려져 있는 데 반해 냄새로 암을 발견하는 '암 탐지견'에 대해서는 아직 연구가 진행중이다.

지바 현 다테야마 시에 있는 '암 탐지견 육성 센터'에서는 개에게 꾸준한 훈련을 반복하여 훈련받은 개가 암을 찾아낼 확률이 거의 100%에 달한다고 한다. 2011년 암 탐지견에 관한 논문이 영국 의학지에 게재되어 화제가 되었고, 지금은 13개국에서 암 탐지견 실험이나 육성이 이루어지고 있다.

위암으로 인한 여성의 사망률이 전국 1위였던 야마가타 현 가나야마는 일본의과대학과 연계하여 일본에서 최초로 2017년과 2018년에 정기 건강검진을 받는 마을 주민을 대상으로 탐지견을 통한 무료 암 검사를 실시하여 암 환자의 조기 발견에 기여했다.

개가 냄새를 맡고 구별하는 암 특유의 냄새 분자를 특정하려는 연구도 추진되고 있다.

암 탐지견은 방치하면 암으로 바뀔 가능성이 있는 전암 상태의 암까지 발견할 수 있다고 한다. 고통을 동반하는 검사도 없고 시간 제약도 없으며 비용도 비교적 부담이 없어서 손쉽게 검사해 볼 수 있다는 이점이 있다. 조기 발견으로 인해 치료의 선택지가 넓어지고 치유 가능성도 높아진다.

개의 후각이 암 검사를 극적으로 바꿀 날이 도래했는지도 모르겠다.

제 **5** 장

다양한
암의 종류와 원인

암 증상은 암이 걸린 부위에 따라 다르다.
어떤 암이라도 조기 발견과 조기 치료가 중요하다.
각 부위별 암의 증상과 원인을 알고, 암에 관한 인식을 높여 보자.

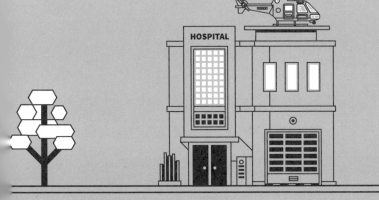

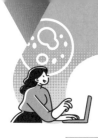

34 자궁 입구에 생기는 자궁경부암

사람유두종바이러스(HPV)의 감염

20~40세처럼 비교적 젊은 여성에게서 많이 볼 수 있는 암이 '자궁암'이다. 자궁암에는 '자궁체부암'과 '자궁경부암'이 있으며 자궁체부암은 자궁내막암이라고도 불리듯이 자궁 내막에 발생한다.

자궁경부암은 자궁 입구에 가까운 경부(頸部)에 생겨 조기 발견하면 비교적 치료가 쉬운 암이다. 초기에는 거의 증상이 없고 출혈, 자궁 분비물의 증가 등을 볼 수 있다. 발병 원인으로는 '사람유두종바이러스(HPV)' 감염과 크게 관련되어 있다. HPV는 성교섭으로 감염된다고 알려진 바이러스이다.

사람유두종바이러스는 100여 종에 달하나 자궁경부암의 원인이 되는 바이러스는 15종류 정도이며, 특히 16형이나 18형이라고 불리는 사람유두종바이러스가 암의 위험을 높인다는 사실이 밝혀졌다.

이 형의 바이러스는 항문이나 성기의 암, 입이나 목 등 인두부의 암도 일으킨다.

사람유두종바이러스는 DNA 바이러스의 일종인데 이중나선의 발견자 중 한 명인 제임스 왓슨은 암의 원인이 되는 사람유두종바이러스를 비롯한 DNA 종양 바이러스의 연구는 발암 기구의 해명에 크게 기여할 것이라고 예언했다.

사람유두종바이러스는 여러 가지 메커니즘으로 발암을 촉진하도록 기능하는 E6, E7이라는 유전자 단백질을 가지고 있다.

고발암성 사람유두종바이러스이기는 하나 감염되었다고 모두 암에 걸리지는 않는다. 감염되었을 뿐 아니라 어떠한 돌연변이가 발생한 결과, 암이 되는 것이다.

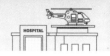

　노파심에 정확히 짚고 넘어가고 싶은 점은 자궁경부암 백신은 암에 대한 백신이 아니라는 사실이다. 자궁경부암의 원인이 되는 사람유두종바이러스의 감염을 예빙하기 위한 백신이다. 그렇기 때문에 실은 자궁경부암 백신이 아닌, 사람유두종바이러스 백신이라고 불러야 한다. 이 백신을 접종하면 자궁경부암의 약 70%는 예방할 수 있다고 생각한다.

　일정 이상 비율의 사람이 백신을 접종하면 백신을 접종하지 않은 사람의 감염율도 낮출 수 있고, 감염이 만연하지 않도록 예방하는 효과도 볼 수 있으므로 사회 방위라는 의미에서도 큰 의의가 있다고 생각된다.

　일본에서는 2013년부터 정기 접종으로 지정되었다. 그러나 몇 가지 부작용에 대한 보고가 있어 후생노동성이 적극적인 접종을 회피하는 태도를 취하였고, 현재도 여전히 그 상태가 이어지고 있다. 접종으로 인한 이점과 부작용의 위험성을 확률적으로 생각하여 최종적으로 개인이 판단할 수밖에 없다. 또한 자궁체암이 발생하는 데는 난포호르몬(에스트로겐)이라는 여성 호르몬이 관여하고 있다.

자궁암

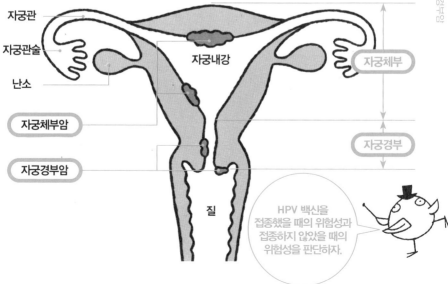

자궁관
자궁관술
난소
자궁내강
자궁체부
자궁체부암
자궁경부
자궁경부암
질

HPV 백신을 접종했을 때의 위험성과 접종하지 않았을 때의 위험성을 판단하자.

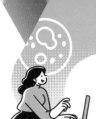
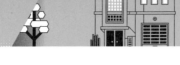

35 유방암은 젖샘에 발병하는 악성 종양

여성 호르몬인 '에스트로겐'이 관여

암 중에서 여성이 걸릴 확률이 가장 높은 암이 '유방암'이다. 유방암은 젖샘 조직의 세포가 악성화 된 것으로 '비침윤암'과 '침윤암'으로 나뉜다. 비침윤암은 매우 초기 암으로 전이를 일으키지 않으므로 거의 완치될 가능성이 있다.

유방암 발생의 가장 큰 인자는 여성 호르몬인 '에스트로겐'이다. 즉 에스트로겐의 분비 기간이 길어지면 그만큼 유방암 발생률이 높아진다는 이야기이다. 에스트로겐은 월경과 관련된 호르몬이므로 '월경이 시작된 나이(초경 나이)가 낮다', '최초의 임신 나이가 높다', '임신·출산 경력이 없다', '폐경 나이가 높다' 등의 상황에 따라 분비 기간이 길어져 암에 걸리기 쉽다고 알려져 있다.

또한 에스트로겐 제제나 필 등의 호르몬 요법은 인공적으로 에스트로겐 수치를 높이는 치료법이므로 이 요법을 받고 있는 경우 유방암 발생률이 올라갈 가능성이 있다. 알코올 섭취나 비만도 유방암의 요인이 된다고 알려져 있다.

암과 유전에 관해서는 일평생 동안 암으로 진단받을 확률이 약 2분의 1(일본국립암연구소 통계)이라고 하므로 일률적으로 유전성을 논할 수는 없으나 유방암은 발병한 사람의 약 7~10%가 유전적 요인이 크게 관여한다고 알려져 있다. 이는 유방암 억제 유전자(BRCA1, BRCA2)의 변이로 인해 발생하는 질병이다(상세한 내용은 74쪽 참조). 유방암은 먼저 응어리의 크기, 액와(겨드랑이) 림프절종의 유무를 손으로 만져보는 촉진으로 진단하고 암이 의심되는 경우는 '매모그러피(mammography, 유방 X선 검사)'로 검사를 진행한다.

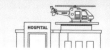

유방의 구조와 유방암의 발병

여성의 유방

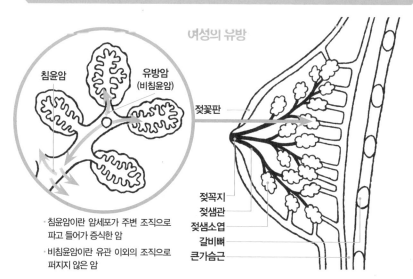

침윤암

유방암
(비침윤암)

젖꽃판

젖꼭지
젖샘관
젖샘소엽
갈비뼈
큰가슴근

· 침윤암이란 암세포가 주변 조직으로
  파고 들어가 증식한 암

· 비침윤암이란 유관 이외의 조직으로
  퍼지지 않은 암

유방암에 걸리기 쉬운 사람

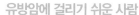

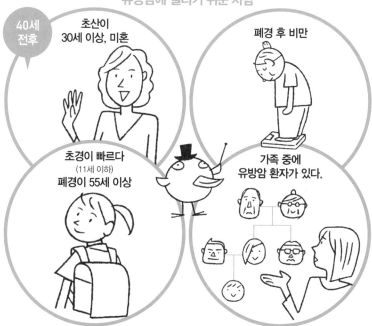

40세
전후

초산이
30세 이상, 미혼

폐경 후 비만

초경이 빠르다
(11세 이하)
폐경이 55세 이상

가족 중에
유방암 환자가 있다.

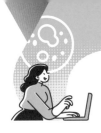
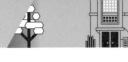

36 남성의 발병률 1위인 폐암

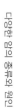

흡연과 간접흡연이 큰 요인

한국에서 암에 의한 사망자 수는 다른 질병이나 원인을 웃도는 1위로, 2017년 사망자 수는 약 28만 명(통계청)을 넘는다고 한다.

그중에서도 특히 폐암의 발병률은 남성이 1위, 여성이 3위이다.

폐암은 폐세포 속에 있는 유전자가 상처를 입고 변이되어 발생한다. 손상을 입는 원인에는 여러 가지가 있는데 대표적인 요인은 '흡연과 간접흡연', 알루미늄, 비소, 석면 등으로 알려져 있다.

간접흡연이란 흡연자가 피우는 담배 연기를 주변 사람이 마시는 것을 말하며, 특히 부류연(불을 붙인 채로 방치되어 있는 담배 연기)에 유해물질이 많이 함유되어 있다.

선천적으로 유전자에 손상을 입어 암이 되는 사람은 극히 드물다.

폐암은 조기에는 거의 무증상이지만 진행됨에 따라 기침, 가래, 혈담, 발열, 호흡곤란, 흉통 등 호흡기에 증상이 나타난다. 단, 이러한 증상은 폐암 특유의 증상은 아니므로 다른 호흡기 질환과 구별되기 어려운 부분이 있다.

담배를 피우는 사람과 피우지 않는 사람을 비교했을 때 암에 걸릴 확률은 담배를 피우는 사람이 남성은 약 4~5배, 여성은 3배 가깝게 높다. 담배를 피우지 않는 간접흡연자까지 포함하면 확률은 더 높아질 것이다.

이것은 폐암뿐 아니라 담배가 다양한 암의 원인이 된다는 사실을 나타낸다.

폐암을 조직형으로 분류하면 '소세포암'과 '비소세포암'의 두 가지로 나눌 수 있다. 비소세포암이 폐암 전체의 약 85%를 차지하는데, 이는 '샘암', '편평상피암', '대세포암'으로 나뉘며 가장 많은 암이 샘암이다.

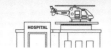

폐암이 발병하는 부위로 크게 나누면 '폐문부(肺門部)'와 '폐영역부'가 된다. 폐문부는 폐 입구에 있는 굵은 기관지를 말하며 편평상피암이 많고, 폐영역부라고 부르는 기관지의 말초부터 폐포가 있는 폐 안쪽 부분에는 샘암이라는 종류의 암이 대부분이다.

폐영역부의 샘암은 여성에게 많은 폐암이며 증상이 잘 나타나지 않는다. 폐문부의 편평상피암과 소세포암은 흡연과의 관련이 크고, 소세포암은 전이되기 쉽다고 알려져 있다. 또한 폐영역부의 대세포암은 증식이 빠른 경향이 있다.

폐암 치료에는 수술, 항암제 치료, 방사선 치료 외에 제4의 치료법으로 체내 면역의 활성화를 지속하는 '면역 체크 포인트 저해제(78쪽 참조)'가 주목을 받고 있다.

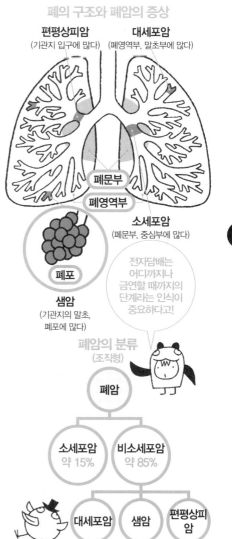

폐의 구조와 폐암의 증상

편평상피암
(기관지 입구에 많다)

대세포암
(폐영역부, 말초부에 많다)

폐문부

폐영역부

소세포암
(폐문부, 중심부에 많다)

폐포

전자담배는 어디까지나 금연할 때까지의 단계라는 인식이 중요하다고!

샘암
(기관지의 말초, 폐포에 많다)

폐암의 분류
(조직형)

폐암

소세포암
약 15%

비소세포암
약 85%

대세포암

샘암

편평상피암

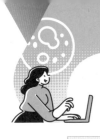

37 위암의 원인이 되는 파일로리균의 감염

식수나 음식물이 감염원이다

위암은 위벽 안쪽을 덮는 점막의 세포가 어떤 원인으로 암세포가 되어 늘어나면서 발병한다. 이런 변화에는 '헬리코박터 파일로리균'이라는 세균이 크게 관련되어 있다. 세계보건기구(WHO)의 외부 조직인 국제암연구소(IARC)는 발암성의 위험을 5단계로 분류했다. '사람에 대한 발암성이 있다'고 인정된 그룹1이 가장 발암성이 높은 그룹이다. 예를 들어 B형 간염 바이러스, C형 간염 바이러스, 사람유두종바이러스의 감염, 아플라톡신, 몇 가지의 항암제, 방사선 등이 있는데, 이와 함께 1994년에는 '파일로리균'의 감염도 그룹1로 분류되었다.

파일로리균은 사람의 위 속에 살고 있는 세균으로 우레아제라는 효소에 의해 위 속에 암모니아를 발생시키고 오래 있으면 위 점막 표면에 상처를 입혀 만성 위염이나 십이지장궤양, 위암의 원인이 된다. 파일로리균은 어렸을 때(5살 이하 유아기)에 감염되며 한 번 감염되면 많은 경우 제균을 하지 않는 한 제거할 수가 없다.

파일로리균의 감염 원인은 대부분이 식수나 음식물을 통해 사람 입 속으로 들어온다고 알려져 있다. 그러나 파일로리균은 제균 가능하다는 사실이 밝혀졌다. 일반적으로는 파일로리균 등의 미생물의 성장을 저지하는 항생물질 두 종류와 그 항생물질이 기능을 잘 발휘할 수 있도록 위의 산성도를 억제하는 세 종류의 약을 복용한다. 이렇게 하면 위암이 될 확률을 상당히 낮출 수 있다고 생각한다. IARC도 2014년부터는 위암 예방으로 파일로리균의 제거를 권장하고 있다.

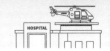

파일로리균의 감염원

파일로리균이란 위 표층을 덮은 점액 속에 살고 있으며,
위궤양이나 위암의 발병과 관련되어 있다.

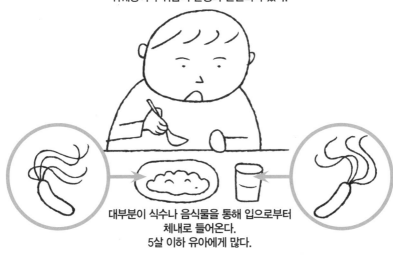

대부분이 식수나 음식물을 통해 입으로부터
체내로 들어온다.
5살 이하 유아에게 많다.

파일로리균이 위점막을 손상시킨다

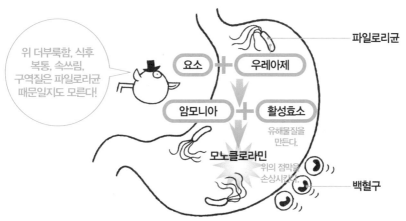

위 더부룩함, 식후
복통, 속쓰림,
구역질은 파일로리균
때문일지도 모른다!

요소 + 우레아제

암모니아 + 활성효소

유해물질을
만든다.

모노클로라민

위의 점막을
손상시킨다

파일로리균

백혈구

파일로리균이 위 속에 있는 상태가 오래 지속되면
여러 가지 질병을 일으키고 위암이 될 가능성이 있다.

38 간세포암과 간염 바이러스

간암에는 간세포가 암으로 변하여 발병하는 '간세포암'과 간 속 쓸개관에서 발생하는 '쓸개관세포암(간내쓸개관암)'이 있다. 간세포암이 압도적으로 많아 일반적으로 '간암'은 이 암을 말한다. 간암은 다소 감소 경향을 보이고는 있으나 일본에서 사망자 수는 연간 약 3만 명을 넘어 악성 종양 중에 많은 편이다. 남성에게 많은 경향이 있다.

간은 '침묵의 장기'라고 하듯이 암 초기에는 자각 증상이 거의 없다. 진행되면 복부에 응어리나 압박감, 통증, 황달을 호소한다.

간세포암이 발생하는 주요 요인은 'B형 간염 바이러스'이거나 'C형 간염 바이러스'인데 어느 쪽 바이러스도 발암과 직접 관계되는 유전자가 있는 것은 아니다.

재생 능력이 강한 간이지만 바이러스로 인한 염증이 여러 해에 거쳐 나타나면 '간염'이 된다. 간염이 6개월 이상 지속되면 만성 간염이 되고 또한 간경변이나 간암 등으로 진전될 가능성이 있으므로 조기 발견, 조기 치료가 중요하다. 단, 원인을 알 수 없게 감염된 경우도 있어 정기적으로 혈액 검사를 받는 등 건강관리가 중요하다.

바이러스 감염 이외의 요인으로는 다량의 음주, 흡연, 식사성 아플라톡신(땅콩 등에 피는 곰팡이에서 발생하는 독소의 일종), 당뇨병 등을 들 수 있다.

특히 최근에는 간염 바이러스 감염이 동반되지 않고 지방간을 요인으로 하는 간세포암도 증가하고 있다. 원인이 되는 생활습관병이나 비만을 개선하고 간에 쌓여 있는 중성지방을 줄이려는 노력이 중요하다.

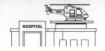

간암의 원인

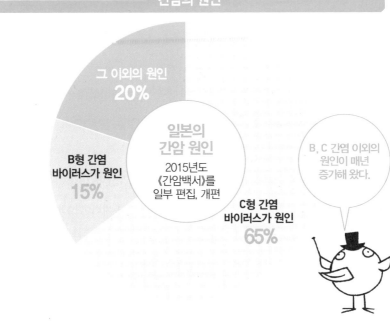

그 이외의 원인
20%

B형 간염
바이러스가 원인
15%

**일본의
간암 원인**
2015년도
《간암백서》를
일부 편집, 개편

C형 간염
바이러스가 원인
65%

B, C 간염 이외의
원인이 매년
증가해 왔다.

간세포암과 간염 바이러스

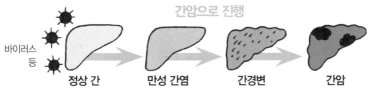

간암으로 진행

바이러스
등

정상 간 → 만성 간염 → 간경변 → 간암

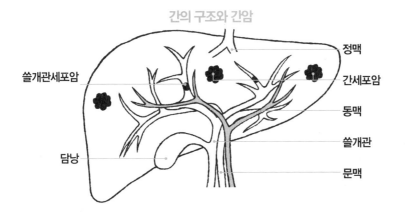

간의 구조와 간암

쓸개관세포암

담낭

정맥

간세포암

동맥

쓸개관

문맥

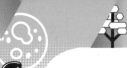

39 음식과 간암과의 관계

독성이 강한 '아세트알데히드'가 DNA를 손상시킨다

간은 운반된 영양분을 저장하고 대사의 중추가 되어 독성물이나 약물 처리(해독 작용)를 한다. 또한 쓸개즙도 만들어 소화를 돕는 재생 능력이 풍부한 장기 중 하나이다.

음주가 간에 나쁘다거나 다량의 음주 습관이 '간경변(肝硬變)'의 원인이 된다고 알려져 있으나 간경변이 간암으로 진행하는 경우도 많아 음주는 간암의 요인일 가능성도 생각할 수 있다.

알코올의 발암성은 완전히 해명되지는 않았으나 알코올을 마시면 체내에서 발암성이 있는 '아세트알데히드'와 아세트산이 순서대로 대사된다. 이것이 세포 내부의 DNA에 손상을 주고 손상을 복구하려는 기능을 방해함으로써 암을 일으킨다고 생각할 수 있다.

특히 일본인은 술에 약하고, 즉 알코올의 대사물인 아세트알데히드를 분해하는 효소의 기능이 약한 타입이 많으므로 음주가 간암에 미치는 영향은 서구인과 다르다고 생각할 수 있다. 숙취는 아세트알데히드가 간에서 충분히 처리되지 않아 일어나는 현상이다.

건강검진에서 자주 γ(감마) GTP 값이 높으므로 음주량을 줄이라는 말을 들은 적이 있을 것이다. γGTP는 쓸개관에서 만들어지는 효소로 간세포에서 만들어지는 GOT와 함께 '트랜스아미나제(아미노기전이효소)'라고 불린다. 간에서 아미노산 대사와 관련된 작용을 하고 있어 간세포가 파괴되면 피 속으로 흘러나오므로 그 양에 따라 간 기능을 검사할 수 있다.

즉 양쪽의 수치가 높다는 이야기는 만성적으로 간세포가 파괴되고 있다는 사실을 말해주고 있다.

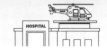

알코올 분해 과정

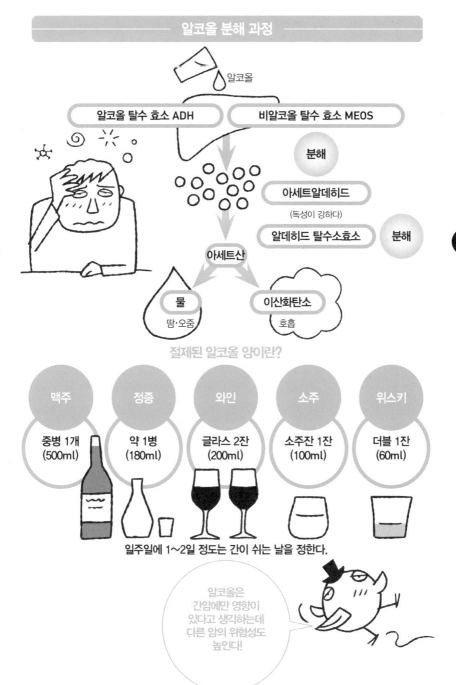

알코올

알코올 탈수 효소 ADH

비알코올 탈수 효소 MEOS

분해

아세트알데히드

(독성이 강하다)

알데히드 탈수소효소

분해

아세트산

물

땀·오줌

이산화탄소

호흡

절제된 알코올 양이란?

맥주	정종	와인	소주	위스키
중병 1개 (500ml)	약 1병 (180ml)	글라스 2잔 (200ml)	소주잔 1잔 (100ml)	더블 1잔 (60ml)

일주일에 1~2일 정도는 간이 쉬는 날을 정한다.

알코올은 간암에만 영향이 있다고 생각하는데 다른 암의 위험성도 높인다!

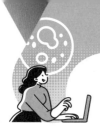

40 식도암과 역류성 식도염의 관계

식도 점막의 염증이 암으로 이어진다

　　　　식도는 목과 위 사이를 연결하는 관 형태의 장기로 위에서부터 경부 식도, 흉부 식도, 복부 식도와 같이 부위에 따라 이름이 다르다.

식도암은 고령 남성에게 많이 나타나는데 1년간 10만 명당 17.9명에 달한다. 일본인의 식도암은 약 절반이 식도의 중앙 부근에서 생기고 그 다음이 식도 아래 부분에 많이 생긴다. 식도 내부를 덮고 있는 점막 표면에서 발생하는데 몇 개나 동시에 생기는 경우도 있다.

식도암이 커지면 심층(바깥쪽)으로 넓어져 기관이나 대동맥 등 주변 장기로까지 직접 퍼져 나간다(침윤). 식도의 림프액을 통해 경부, 흉부, 복부의 넓은 영역으로 전이되거나 또는 혈액의 흐름을 타고 폐, 간 등 장기로 전이되는 경우가 있다.

식도암은 초기 자각 증상이 거의 없는데 식사 시 가슴의 위화감, 기침, 목소리 갈라짐, 체중 감소와 같은 증상이 나타난다. 진행되면 음식물을 제대로 씹어 삼킬 수 없는 연하장애가 일어나 병원을 찾는 사례가 많다. 주요 요인은 흡연과 음주이다. 일본인에게 많은 편평상피암은 특히 흡연과 음주와 강한 관련이 있다고 생각할 수 있다.

음주로 인해 체내에 발생하는 아세트알데히드는 발암성 물질이고 아세트알데히드 분해와 관련된 효소의 활성이 선천적으로 약한 사람은 식도암이 발생할 위험성이 높다고 보고되었다. 흡연과 음주, 두 가지 습관이 모두 있는 사람은 보다 위험성이 높다고 할 수 있다.

위산을 포함하여 위에 있는 내용물이 식도 속으로 역류하여 일어나는 병태를 '위식도역류증'이라고 하며 증상이나 점막 상태에 따라 '역류성 식도염'과 '비미란성 위식도역류증'으로 나뉜다.

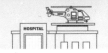

역류성 식도염은 속쓰림이나 신물이 올라오는 느낌의 탄산(트림) 등의 증상이 있는 발병률이 높은 질병이다. 내시경 검사에서 식도 점막에 미란(피부, 점막의 표피가 박리되어 진피나 점막하조직이 노출된 모습–역주)이나 궤양 등의 이상 병변을 볼 수 있다.

비미란성 위식도역류증은 속쓰림, 트림(위에 신물이 고여 속이 쓰린 증세–역주) 등의 증상이 있음에도 불구하고 내시경 검사에서 식도 점막에 미란이나 궤양 등의 병변을 볼 수 없는 경우를 말한다.

어느 쪽이나 위산이 점막을 자극하는 것이 원인이다. 식도의 점막은 위 점막과는 달리 위산의 자극으로부터 몸을 지키는 시스템을 가지고 있지 않으므로 위산에 닿으면 염증을 일으켜 바렛식도(식도의 점막이 위장의 점막과 닮은 조직으로 치환되어 버리는 증상–역주)로 바뀌고 '바렛 샘암'과 같은 식도암이 될 가능성이 있다.

치료는 위산의 분비를 억제하는 약을 복용하는데 금연, 절제된 음주, 생활습관 개선도 필요하다.

또한 기름진 음식을 섭취하면 위산 분비를 촉진하기 때문에 저지방 식사를 권장한다.

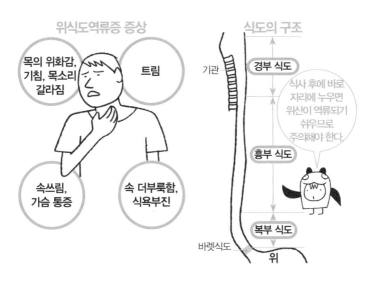

위식도역류증 증상

목의 위화감, 기침, 목소리 갈라짐

트림

속쓰림, 가슴 통증

속 더부룩함, 식욕부진

식도의 구조

기관

경부 식도

흉부 식도

복부 식도

위

바렛식도

식사 후에 바로 자리에 누우면 위산이 역류되기 쉬우므로 주의해야 한다.

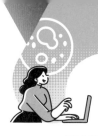

41 초기 증상이 별로 없는 대장암

혈변, 하혈, 빈혈 등의 증상에 주의

대장암은 '직장암'과 '결장암'으로 나뉘며 절반 이상이 직장암이다. 결장암은 특히 구불결장에 많이 발생한다. 일본인은 구불결장과 직장에 암이 잘 생긴다고 알려져 있다.

샘종이라는 양성의 폴립이 암으로 바뀌어 발생하는 경우와 정상 점막에서 직접 발생하는 경우가 있으며, 점막에 발생한 대장암은 간이나 폐로 전이되는 모습을 보이는 경우가 있다.

조기 단계에서 자각 증상이 거의 없으나 암이 진행되면 증상이 많이 나타난다. 혈변, 하혈(장에서 출혈이 일어나 검붉은 변이 나오거나 변 표면에 혈액이 부착되는 현상), 설사와 변비를 반복, 가느다란 변, 잔변감, 복부팽만감, 복통, 빈혈, 체중감소 등 많은 증상이 있다.

나이에서는 고령이 될수록 발병률이 높아지고 1년간 10만 명당 103명이다. 다소 남성이 많은 경향에 있다. 사망 수는 폐암에 이어 2위다.

요인으로는 가족과의 관계도 있다고 여겨지며 가족성 대장선종증 등 근친자에게 대장암 발생을 많이 볼 수 있다. 또한 생활습관과의 관계도 지적되고 있으며 소, 돼지, 양 등의 붉은 고기, 베이컨, 햄, 소시지 등 가공육의 과다 섭취, 음주, 흡연 등도 위험성을 높인다. 초기 증상이 별로 없기 때문에 조기 발견을 할 수 있도록 신경을 써야 한다.

건강검진에서 실시하는 변잠혈 검사는 대장암이나 폴립 등으로 인한 출혈이 변에 섞여 있지 않은가를 조사한다. 변잠혈은 미량이라서 눈에는 보이지 않는다. 암 때문에 일어나는 출혈은 일정한 간격을 두고 간헐적으로 발생하기 때문에 보통은 이틀분의 변을 채취해야 한다.

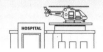

대장과 대장암

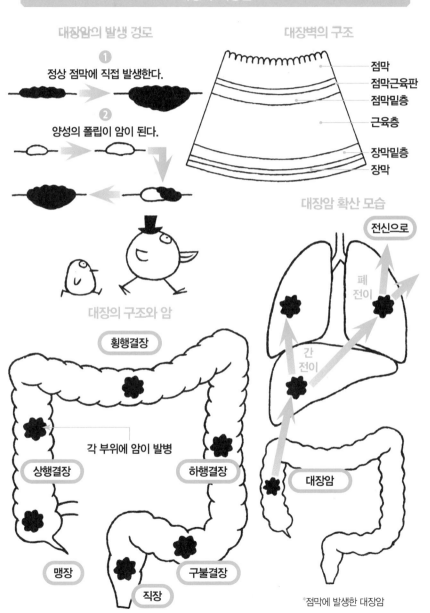

대장암의 발생 경로

① 정상 점막에 직접 발생한다.

② 양성의 폴립이 암이 된다.

대장벽의 구조

점막
점막근육판
점막밑층
근육층
장막밑층
장막

대장암 확산 모습

전신으로

폐
전이

간
전이

대장암

대장의 구조와 암

횡행결장

각 부위에 암이 발병

상행결장

하행결장

맹장

구불결장

직장

*점막에 발생한 대장암

97

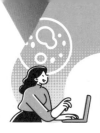

42 암 중에서도 까다로운 췌장암

조기 발견이 어려운 악성적인 암

췌장은 십이지장에 둘러싸인 듯한 형태로 위 뒤에 자리하고 있으며 길이는 20cm 정도이고 좌우로 가늘고 긴 장기이다. '췌장꼬리(膵尾部)'는 비장과 접해 있고 췌장 한 가운데를 '췌장몸통(膵體部)'이라고 하며, 머리에 해당하는 가장자리 부분을 '췌장머리(膵頭部)'라고 부른다.

췌장은 두 가지 역할을 한다. 하나는 음식물의 소화를 돕는 췌장액을 생산하는 '외분비 기능'이고, 다른 하나는 혈당치를 조절하는 '인슐린'이라는 호르몬을 생산하는 '내분비 기능'이다.

췌장의 외분비 조직에서 발생하는 악성 종양이 췌장암이다. 90% 이상은 췌관상피 세포에서 발생한다. 이것을 '침윤성 췌관암'이라고 하는데 췌장암이란 일반적으로 이 침윤성 췌관암을 가리킨다.

췌장은 위 뒤쪽 깊은 안쪽에 위치해 있기 때문에 암이 발병해도 증상을 잘 알 수가 없어 조기 발견이 간단하지 않다. 또한 췌장은 간이나 쓸개관, 십이지장 등의 중요한 장기나 혈관에 둘러싸여 있기 때문에 주변으로 빠르게 침윤, 전이되어 암이 진행되면 복통, 식욕부진, 복부팽만감, 황달, 허리나 등의 통증 등을 일으킨다. 또한 당뇨병을 유발하는 경우도 있다.

단, 이러한 증상은 췌장암에 한정된 증상이 아니며 췌장암인데도 증상이 나타나지 않는 경우도 있다.

발견되었을 때는 손 쓸 수 있는 시기를 놓쳐 버린 경우가 많아 5년 생존율이 50%에 미달하는 매우 까다롭고 악성적인 암이다. 발생 요인으로는 만성 췌장염, 당뇨병, 혈연관계에 있는 가족에게 췌장암에 걸린 사람이 있다는 것 외에 비만, 흡연 등이 있다.

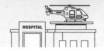

췌장과 췌장암

췌장암의 초기 증상

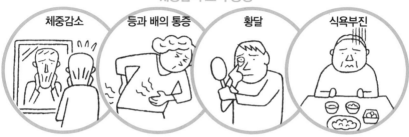

체중감소 · 등과 배의 통증 · 황달 · 식욕부진

췌장의 구분

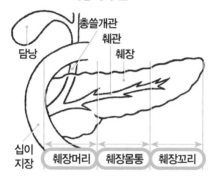

담낭 · 총쓸개관 · 췌관 · 췌장 · 십이지장 · 췌장머리 · 췌장몸통 · 췌장꼬리

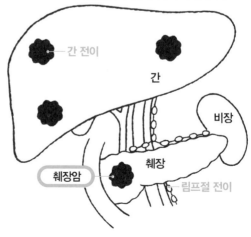

췌장암이 쉽게 전이되는 부위

간 전이 · 간 · 비장 · 췌장암 · 췌장 · 림프절 전이

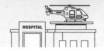

99

암 중에서도 까다로운 췌장암

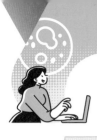

43 혈액암, 백혈병

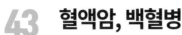
병상의 진행이 빠른 급성 골수성 백혈병

'백혈병'이란 혈액의 암이다. 백혈구계 세포가 골수나 림프절에서 종양성으로 증식하는 질병으로 아직 유약한 세포(아세포, 芽球)가 주로 증식하는 '급성 백혈병'과 각 발달 단계의 세포가 나타나는 '만성 백혈병'이 있다. 즉 백혈병이란 림프구 이외의 백혈구, 적혈구, 혈소판이 될 예정인 세포가 암으로 바뀌는 현상이다.

또한 증식하는 과립구, 림프구, 단핵구 등의 세포에 따라 크게 '급성골수성백혈병', '만성골수성백혈병', '급성림프모구백혈병', '만성림프모구백혈병' 등으로 나눈다.

그중에서도 만성골수성백혈병은 성인에게서 가장 많이 볼 수 있고, 급성림프모구백혈병은 소아나 젊은 사람에게서, 만성림프모구백혈병은 고령자에게서 많이 볼 수 있다.

급성골수성백혈병은 연령이 높아짐에 따라 발병률이 높아지고 병상의 진행이 빠르기 때문에 조기 진단과 신속한 치료의 시작이 요망된다.

정상 백혈구는 주로 면역력을 담당하고 있으므로 백혈병에 걸리면 평소에는 걸리지 않는 감염증에 걸리거나 정상 적혈구도 적어져 빈혈이나 현기증 등의 증상이 나타난다. 또한 혈소판이 적어져 대량의 출혈을 일으키는 경우도 있다.

원인은 염색체나 유전자 이상으로 인한 급성전골수구성백혈병이나 과거에 항암제 치료나 방사선 치료를 받은 후에 발병하는 2차성 백혈병 이외는 밝혀지지 않았다.

치료법은 여러 항암제를 조합한 '완해도입요법(화학요법)'을 중심으로 진행

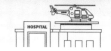

된다. 또한 적절한 도너가 있는 경우는 '조혈모세포이식' 등이 이루어지는데 완벽한 치료에 이르지는 못한다.

조혈모세포의 분화

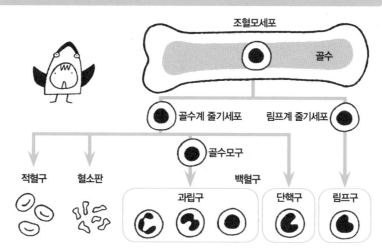

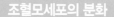

조혈모세포

골수

골수계 줄기세포 　　 림프계 줄기세포

골수모구

적혈구 　　 혈소판 　　 백혈구

과립구 　　 단핵구 　　 림프구

백혈병의 초기 증상

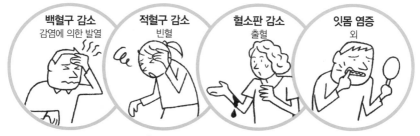

백혈구 감소
감염에 의한 발열

적혈구 감소
빈혈

혈소판 감소
출혈

잇몸 염증
외

백혈병의 분류

급성 백혈병	급성골수성백혈병 급성림프모구백혈병/림프아세포성림프종 급성전골수구성백혈병 외
만성 백혈병	만성골수성백혈병 만성림프모구백혈병/소림프성구림프종 외

성인 T세포 백혈병/림프종
골수이형성증후군 외

조혈모세포 이식

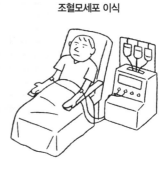

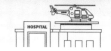

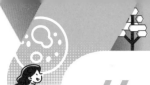

44 담낭이나 쓸개관에 발병하는 담도암

'담낭'은 간장 아래에 위치하고 있으며 간에서 만들어진 쓸개즙이라는 소화액을 일시적으로 축적해 두고 필요해졌을 때 십이지장으로 배출하는 주머니와 같은 장기이다.

식사를 하면 담낭은 쓸개즙을 배출하고 쓸개즙은 담낭관에서 쓸개관을 통해 십이지장으로 흘러 들어가 소화를 돕는다.

담낭, 간외 쓸개관, 십이지장 유두부를 합쳐 '담도'라고 하며, 담낭이나 담낭관에 생긴 악성 종양을 '담낭암'이라고 한다. 그리고 '담낭암', '쓸개관암', '유두부암'을 합쳐 '담도암'이라고 부른다.

쓸개관에 발생하는 암인 담낭암이 담도암의 절반을 차지하며, 그 뒤를 이어 쓸개관과 십이지장 유두부가 합류되는 부분에 생기는 유두부암을 많이 볼 수 있다. 조직적으로는 샘암이 대부분이고 편평상피암도 볼 수 있다. 담낭암은 샘암의 50~75% 전후를 차지하며 담석(118쪽 참조)과 같은 합병증도 나타난다. 담석증에 합병증으로 담낭암이 발병하는 빈도는 2~3% 정도로 낮지만, 담석 보유자의 담낭암 위험성은 비보유자의 약 4배라고 한다.

담낭암이 담낭 내벽에 머물러 있는 단계에서는 무증상인 경우가 많아 건강검진 시 복부 초음파(에코) 검사나 담석증으로 인한 담낭 적출 수술을 할 때 우연히 발견되는 경우가 있다. 초기 단계는 증상이 없지만 진행 상황에 따라 암마다 다른 증상이 나타난다.

담낭암은 암이 진행되면 황달이 나타난다. 주요 증상으로 명치나 오른쪽 옆구리에 통증을 느끼는 경우가 있다. 구토 증상이 있거나 체중이 줄어든다면 의사와 상담하는 편이 좋다.

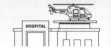

쓸개관암이 커짐에 따라 담도가 좁아져 갈 곳이 없어진 쓸개즙이 혈액 속으로 흘러 들어갈 기능성이 있다. 그러면 쓸개즙에 함유되어 있는 빌리루빈(쓸개즙에 함유된 색소-역주)이 혈액 속에서 농도가 높아져 피부나 눈의 흰자위 부분이 노란색을 띤다. 이것을 '폐색성 황달'이라고 한다. 황달 증상뿐만 아니라 쓸개즙이 장 안으로 흐르지 않아 색깔이 하얀 크림색(백색변)이 된 변 때문에 알게 되는 경우도 있다.

혈액 속 빌리루빈 농도가 높아짐에 따라 오줌 색깔도 갈색과 같이 진해진다. 또한 황달이 나타나면 쓸개즙산이 혈관 속으로 흘러 피부 간지러움도 동시에 나타나는 경우가 종종 있다.

유두부암은 황달, 발열, 복통 증상이 많이 보인다. 담도암이 의심되는 경우, 혈액 검사, 복부 초음파, CT, MRI 검사로 쓸개관이나 췌관을 살펴본다.

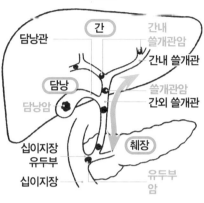

담낭의 구조와 각 부위의 암
(담도암)

담도란 간에서 만들어지는 쓸개즙의 통로이며 간외 쓸개관, 담낭, 십이지장 유두부를 말한다.

담도암
담낭암, 쓸개관암, 유두부암

조기에 발견하면 대부분 수술로 근본적인 치료가 가능하므로 반드시 건강검진이나 정기검진을 받도록 하자!

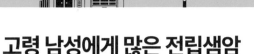

45 고령 남성에게 많은 전립샘암

PSA값을 검사하여 조기 발견하자!

전립샘은 남성에게만 있는 장기로 방광 아래에 위치하고 있으며 요도 주변을 둘러싸 정액의 일부에 함유되는 정자를 돕는 전립샘액을 만든다.

'전립샘암'은 전립샘이 정상 세포 증식 기능을 잃고 자기 증식을 하기 때문에 발병한다.

과거에는 서양인에게 많았고 일본인은 잘 걸리지 않는다고 여겨왔으나 최근 30년 동안 급증하였고, 특히 60세 무렵부터 고령이 될수록 발병률이 높은 암으로 주목을 받고 있다.

전립샘세포 수가 증가하는 양성 질환 '전립샘비대증'은 고령과 함께 증가하는 질병이며, 요도를 압박하여 배뇨장애를 일으킨다.

전립샘암은 대부분의 경우, 조기 자각 증상이 없으나 전립샘비대증과 마찬가지로 오줌이 잘 나오지 않고, 배뇨 횟수가 많아지며, 오줌을 지리는 등의 배뇨장애가 있다. 암이 진행되면 혈뇨나 요통, 뼈로 전이되어 느끼는 통증, 보행곤란 증상이 나타나는 경우가 있다. 대부분의 경우 비교적 천천히 진행된다.

전립샘암의 위험성을 높이는 요인으로는 가족력과 비만, 칼슘 과잉 섭취, 흡연 등을 들 수 있으나 정확하게 밝혀진 바는 없다.

전립샘액에는 'PSA(전립샘특이항원)'이라는 단백질이 함유되어 있다. 대부분의 PSA는 전립샘에서 정액 속으로 분비되는데 극히 일부는 혈액 속으로 들어간다. 이 PSA값이 높아짐에 따라 전립샘암이 될 확률도 높아지므로 스크리닝 검사나 치료 효과 판정의 표시가 되는 '종양 표지자'로 사용된다.

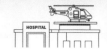

전립샘의 위치

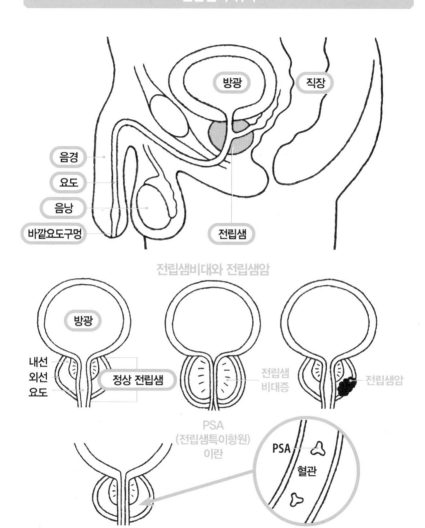

방광

직장

음경

요도

음낭

바깥요도구멍

전립샘

전립샘비대와 전립샘암

방광

내선
외선
요도

정상 전립샘

전립샘
비대증

전립샘암

PSA
(전립샘특이항원)
이란

PSA

혈관

PSA는 전립샘에서 나오는 단백질을 검출하는 종양 표지자로 이용되고 있다.
건강보험 혜택이 적용되므로 비뇨기과 외래 시 PSA 검사를 받을 수 있다.

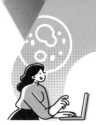

46 스스로 발견할 수 있는 설암

구내염이 오랫동안 낫지 않은 경우는 암일 가능성이 있다

'설암'은 혀에 생기는 암으로 '구강암' 중 하나인데 구강 내에 발생하는 암의 약 90%를 차지한다. 구강암은 설암 외에 구강저암(혀와 잇몸 사이), 경구개암(입천장의 딱딱한 부분), 볼점막암(볼 안쪽의 점막) 등이 있다.

혀는 표면의 점막과 근육으로 이루어져 있다. 앞쪽 약 3분의 2 부분은 '혀몸통'이라고 하고, 뒤쪽 약 3분의 1 부분은 '혀뿌리(舌根)'라고 하며 혀뿌리에 생기는 암은 분류상 설암이 아니라 '중인두암'에 해당한다.

설암의 대부분은 혀 표면을 덮는 편평상피세포에서 발생한다. 혀에 생긴 암세포도 종양이 커짐에 따라 혀 조직 깊은 곳까지 확산된다. 설암은 다른 암과 달리 자신이 거울을 보고 증상을 볼 수 있다. 혀 점막에 붉은 짓무름(홍반증)이나 하얀 반점(백반증)이 보이는 경우, 구내염이라면 2주일 정도 지났을 때 자연스럽게 낫는다. 만약 낫지 않는다면 구강암을 의심해 보는 것이 좋다. 또한 직접 만져 보았을 때 딱딱하다고 느낀 경우는 악성일 가능성이 있다.

설암의 요인은 흡연과 음주 등과 치열이 고르지 않아 이가 항상 혀에 닿는 기계적인 만성 자극을 생각할 수 있다. 설암은 혀 양쪽 옆 부분에 생기는 경우가 많고 혀끝이나 중앙 부분에 생기는 경우는 별로 없다. 양 옆은 혀에 자극이 반복적으로 가해지는 빈도가 높으면서 유전자가 손상되기 쉬운 부분이라서 그럴지도 모르겠다.

혀 뒤쪽 등 눈에 보이지 않는 부분에 생기는 경우가 있다. 또한 빠른 시기부터 목의 림프절에 전이되어 급속하게 진행되는 몹쓸 암이다. 치료법은 다

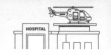

른 암과 마찬가지로 방사선요법, 화학요법이 있다. 진행암의 경우는 외과수술을 하는데 방사선과 항암제 치료로 암을 작게 만든 다음 수술하는 경우도 있디.

수술이라도 몸에 가해지는 부담이 작기는 하지만, 혀를 절제하는 경우도 있어 삼키거나 말하는 데 있어서 장애나 후유증이 생길 수 있다.

혀에 응어리나 짓무름이 있어도 모두 통증이나 출혈이 있는 것은 아니다. 짓무름이나 반점이 있는데 통증이 없을 때는 주의를 요한다. 서둘러 구강외과에서 진단을 받는 것이 좋겠다.

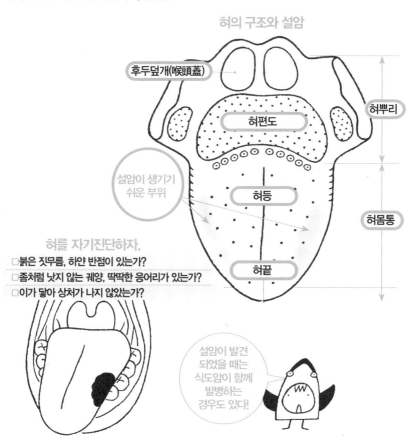

혀의 구조와 설암

후두덮개(喉頭蓋)

혀편도

혀뿌리

설암이 생기기
쉬운 부위

혀등

혀몸통

혀끝

혀를 자기진단하자.
☐ 붉은 짓무름, 하얀 반점이 있는가?
☐ 좀처럼 낫지 않는 궤양, 딱딱한 응어리가 있는가?
☐ 이가 닿아 상처가 나지 않았는가?

설암이 발견
되었을 때는
식도암이 함께
발병하는
경우도 있다!

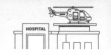

최신 의료 암 PET 검사

암을 검사하는 방법 중에 'PET 검사'가 있다. PET란 '양전자방출 단층촬영술'을 말하며 Positron Emission Tomography(포지트론 에미션 토모그래피)의 약자이다. '포지트론 단층법'이라고도 한다.

암은 조기에 발견하는 것보다 더 좋은 방법은 없는데 현실은 암세포가 어느 정도 자라지 않으면 발견하기 어렵다.

그래서 조기 발견을 위해 개발된 방법이 PET 검사인데 특수한 검사약(FDG)으로 '암세포에 표시를 하는' 방법이다.

구체적으로는 포도당에 가까운 성분 검사약을 링거를 통해 인체에 투여한다. 암세포는 증식하고 있기 때문에 FDG를 많이 받아들이므로 체내 전체의 세포와 차별되어 암세포만 표시할 수 있다.

단, PET 검사만으로는 모든 암세포를 발견할 수는 없다. 간세포암이나 담도암, 백혈병에는 유용성이 낮다고 알려져 있다. 그래서 CT(컴퓨터단층촬영법) 또는 MRI(자기공명영상법) 검사를 조합하여 보다 정밀도 높은 진단 결과를 얻는다. PET 검사는 세포의 성질을 조사하여 암을 발견하므로 암일 가능성이 확정되면 그때부터 치료 방침을 결정한다.

6

몸의 각 장기에 발병하는
주요 질병과 원인

우리의 몸은 항상 위험에 노출되어 있다.
각 장기에서 발병하는 암 이외의
다양한 질병에 대해 증상과 원인을 규명한다.

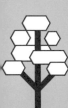
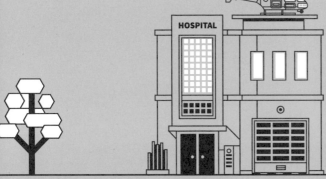

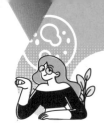
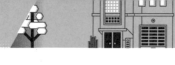

47 돌연사에 이를 수 있는 허혈성 심질환

순환기란 체액(혈액, 림프액 등)을 전신으로 유통시키는 기관으로 심장과 혈관, 림프관을 합쳐 종합적으로 부르는 명칭이다. 최근 일본에서는 악성 신생물(암)에 추가하여 심질환, 뇌혈관장애의 세 가지가 사망 원인 상위를 차지했다.

허혈성 심질환의 대표는 '심근경색', '협심증'인데 그 원인은 심장에 영양을 공급하는 혈관인 '심장동맥(관상동맥)'의 혈관이 막히기 시작했거나 막혔기 때문이다. 이 질병은 '동맥경화(動脈硬化)' 때문에 일어난다. 심장동맥의 벽이 동맥경화로 인해 서서히 좁아지는 경우와 혈액 덩어리가 심장동맥을 막은 경우가 있다.

심장은 하루에 약 10만 회나 펌프 작용을 하여 몸 전체에 혈액을 내보낸다. 펌프 역할을 하는 심장 근육으로 가는 피의 순환이 나빠지는 현상(허혈)을 '협심증'이라고 하는데 협심증으로는 아직 심장 근육의 기능이 완전히 저하되지 않았다.

한편 심장동맥이 완전히 막히거나 급격하게 가늘어지면서 심장 근육세포가 죽어(괴사) 기능이 저하되는 현상을 '심근경색'이라고 하는데 돌연사를 일으킬 수도 있다.

동시에 뇌혈관장애가 있으면 암보다 혈관의 질병으로 사망하는 사람이 더 많고 어느 경우나 심장이 조이는 것 같은 강한 통증을 느낀다는 공통된 특징이 있다.

'동맥경화증'은 혈관 질병 중에서 가장 많이 나타나는 질병이다. 혈관 안쪽에 콜레스테롤 등이 부착하여 혈관이 좁고 딱딱해져 혈액의 흐름이 나빠

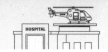

진 상태이다. 원인은 주로 당뇨병, 고혈압, 고지혈증, 비만, 흡연, 스트레스, 생활습관, 체질 등이다.

순환장애로 인한 주요 질병

뇌	뇌졸중(뇌출혈, 거미막하출혈)
심장	부정맥, 허혈성 심질환(협심증, 심근경색), 심장판막증, 심부전
혈관	동맥경화증, 대동맥류와 대동맥박리, 폐경색증
혈압	고혈압, 신장병, 폐고혈압
기타	당뇨병

협심증일 때 니트로글리세린이 들어간 약을 먹으면 심장동맥을 확장시키는 효과를 볼 수 있다!

111

협심증과 심근경색의 차이

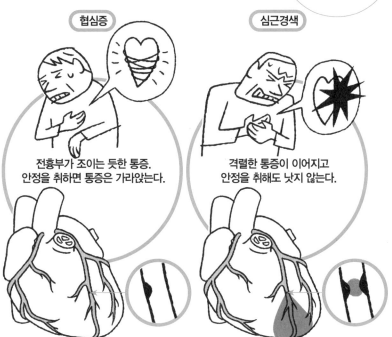

협심증

심근경색

전흉부가 조이는 듯한 통증. 안정을 취하면 통증은 가라앉는다.

격렬한 통증이 이어지고 안정을 취해도 낫지 않는다.

심장동맥의 협착(좁아지다) 일시적으로 산소가 부족하여 허혈 상태가 된다.

심장동맥의 폐색(닫히고 막힌다) 혈전이 생겨 혈류 공급이 중간에 끊기고 심장이 괴사된다.

돌연사의 이름 수 있는 허혈성 심질환

48 호흡기에서 볼 수 있는 주요 질병

만성폐쇄성폐질환과 기관지천식

호흡이란 숨을 들이마셔 체내로 산소를 공급하고 내쉬면서 필요 없는 이산화탄소를 방출하는 동작이다. 이 역할을 담당하는 호흡기의 질병은 감기, 독감, 기관지염부터 폐암에 이르기까지 그 종류도 다양하다. 그중에서도 폐의 생활습관병이라고 불리며 중장년층 이상에게 많이 발병하는 '만성폐쇄성폐질환(COPD)'은 전 세계에서도 사망 원인 상위를 차지하고 있다.

가장 큰 원인은 흡연이며 흡연자의 15~20%가 COPD를 앓는다. 담배 연기가 폐로 들어와 기관지에 염증이 생기고 기관지 안쪽에 있는 폐포가 파괴되어 '폐기종(肺氣腫)'이라는 상태가 되면서 산소를 들이마시고 이산화탄소를 배출하는 기능이 저하된다. 당연히 타인의 연기를 들이마시는 '간접흡연'도 위험인자가 된다. 증상의 특징은 몸을 움직였을 때 숨이 끊어지는 느낌(호흡곤란)을 느끼거나 기침이나 가래가 나온다. COPD란 만성호흡기증후군의 한 무리를 가리키며 대표적 질환에 '기관지천식'이 있는데 발병이나 악화시키는 데 있어서 큰 요인이 알레르기와 관련이 되었다는 점이 COPD와 다르다. 또한 COPD는 발병하여 손상을 입은 폐조직은 원래 상태로 되돌리지 못한다. 이런 점도 기관지천식과는 다르다. 그 외에 '미만성범세기관지염(彌漫性汎細氣管支炎)'이 있다. 호흡세기관지라고 부르는 가는 기관지에 만성 염증이 생겨서 기침이나 가래가 나오거나 숨을 잘 쉴 수 없는 질병이다.

과거에 국민병이라고 불린 '폐결핵'이 있는데 2017년 사망자 수는 2,303명(후생노동성 조사)으로 지금도 주의해야 하는 감염증이다. 결핵균이 폐에 감염되어 걸리는 질병으로 기침, 가래, 권태감, 발열 등 감기 증상과 비슷하

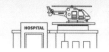

지만 2주일 이상 기침이 계속되고 피 섞인 가래가 나온다면 즉시 의사의 진단을 받아야 한다.

'진폐증(塵肺症)'은 분진을 흡입하여 폐에 섬유화라는 병변이 발생하는 질병의 총칭으로 직업성 폐질환 중 하나이다. 광산, 석면(아스베스트)을 취급하는 직장, 석공, 금속 분말에 노출되는 직장 등에서 분진을 장기간 흡입하면 발병한다. '기흉(氣胸)'은 흉막강의 공기가 새어 나가 폐가 찌그러지는 질환으로 많은 경우 흉통, 호흡곤란, 기침 등의 증상을 나타낸다.

고령자에게서 많이 볼 수 있는 폐렴에는 '흡인성폐렴(誤嚥性肺炎)'이 있다. 음식물이나 침 등이 잘못해서 식도가 아닌 기관으로 들어가 배출되지 않고 폐로 흘러 들어간 세균이 번식하여 일어나는 폐렴이다.

폐렴이 발병되면 발열이나 강한 기침이 계속되는데 흡인성폐렴은 이러한 증상이 잘 나타나지 않지만, 가볍게 생각하지 말고 진찰받기를 권장한다.

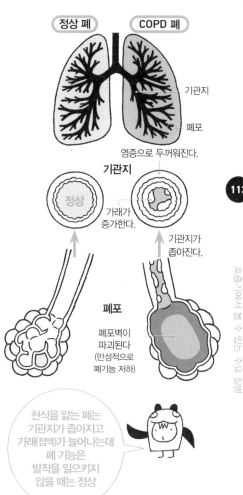

COPD가 되면 폐는 이렇게 된다

정상 폐 / COPD 폐

기관지
폐포
염증으로 두꺼워진다.

기관지
정상
가래가 증가한다.
기관지가 좁아진다.

폐포
폐포벽이 파괴된다
(만성적으로 폐기능 저하)

천식을 앓는 폐는 기관지가 좁아지고 가래(점액)가 늘어나는데 폐 기능은 발작을 일으키지 않을 때는 정상

113

호흡기에서 볼 수 있는 주요 질병

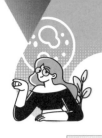

49 소화관의 주요 질병과 증상

방치하면 암이 되는 염증과 폴립(용종)

소화관이란 입부터 시작하여 식도, 위, 소장, 대장을 거쳐 항문에까지 이르는 음식물의 통로를 말한다. 식도부터 위까지를 상부 소화관이라고 하며 최근 식도에 볼 수 있는 질병이 늘어나고 있는데 식도의 점막이 염증을 일으키는 '식도염(食道炎)'이다. 이 증상은 흉부의 통증, 연하장애(삼켜 넘기기가 어렵다), 속쓰림, 신물 올라옴 등이 있다. 식도염 중에서 많은 질환이 '역류성 식도염(逆流性食道炎)'으로 지금까지는 고령자에게서 많이 볼 수 있었으나 최근에는 젊은 사람들도 증가했다. 방치하면 궤양으로 진행하여 식도암의 위험도 높아진다. 변비가 원인 중 하나로 여겨지므로 식생활에도 주의가 필요하다.

간경변 환자의 3대 사망 원인 중 하나인 질병이 '식도정맥류(食道靜脈瘤)'이다(그 외에는 간암, 간부전). 식도 점막 아래층에 있는 정맥이 굵어져 혹과 같이 된 상태이다. 이것은 '문맥압항진증(門脈壓亢進症)'이 원인이 되어 발병한다. '문맥'이란 장에서 흡수된 영양소를 간장으로 보내는 혈관을 말하며 문맥을 통해 들어온 영양분은 간에서 처리되어 몸 전체로 운반된다. 그러나 간경변에 걸리면 혈액이 원활히 흐르지 않아 지금까지 문맥을 지나다녔던 혈액은 본래의 경로에서 벗어나 식도의 혈관을 흐르게 된다. 식도의 혈류가 많아진 결과, 혈관이 혹과 같이 부풀어 올라 식도정맥류가 된다. 적기에 처치하지 않으면 혹이 터져 큰 출혈이 일어나고 쇼크사 할 수도 있는 무서운 질병이다.

위 점막의 염증 때문에 생기는 '위염'은 급성 위염과 만성 위염으로 나누며, 급성 위염은 흡연, 폭음폭식, 알코올 음주, 스트레스가 원인인 경우와 감

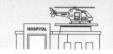

염성(포도구균, 아니사키스)인 경우가 있다. 만성 위염은 헬리코박터 파일로리균이나 고령 등 여러 인자가 결합되어 있다고 알려져 있다.

위 점막에 폴립이 생기는 '위 폴립'에는 방치해도 문제가 없는 '위저선 폴립', 비교적 파일로리균이 원인인 경우가 많은 '과형성성 폴립', 정상 조직보다 암을 발병하기 쉬운 전암 병변으로 생각할 수 있는 '위샘종 폴립' 등이 있다.

또한 구강 내, 소장, 대장 등에서 만성적으로 염증을 일으키는 질병으로 '크론병'이 있다. 아직 원인은 알 수 없으나 증상은 복통, 설사, 체중감소, 식욕부진, 발열, 전신 권태감, 빈혈 등 몸 전체에서 나타난다.

'대장 폴립'은 대장 내강에 생긴 조그만 돌기물로 양성 질병이지만, 암이 되지 않도록 양성 단계에서 치료하는 것이 중요하다.

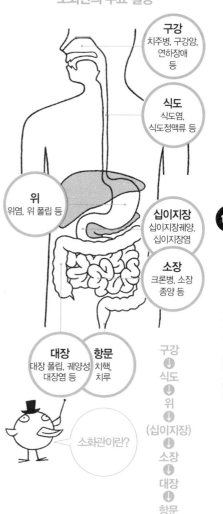

소화관의 주요 질병

구강
치주병, 구강암, 연하장애 등

식도
식도염, 식도정맥류 등

위
위염, 위 폴립 등

십이지장
십이지장궤양, 십이지장염

소장
크론병, 소장 종양 등

대장
대장 폴립, 궤양성 대장염 등

항문
치핵, 치루

소화관이란?

구강
↓
식도
↓
위
↓
(십이지장)
↓
소장
↓
대장
↓
항문

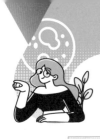

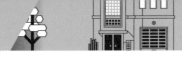

50 침묵의 장기, 간에 생기는 질병

원인은 알코올, 바이러스, 생활습관

간은 가로막(횡격막) 바로 아래 복부 오른쪽 위에 있는 가장 큰 장기로 쓸개즙 생성, 당, 단백질, 지질 등의 대사, 유해물질 해독, 혈액 저장 등의 기능을 한다.

간질환의 3대 원인은 '알코올', '바이러스', '생활습관'이다. 간질환에는 급성과 만성이 있고, 만성 질환은 가벼운 염증이 6개월 이상 계속되는 상태를 말하며 간경변이나 간암으로 진행되는 경우도 있으므로 주의해야 한다.

알코올의 대량 섭취로 일어나는 '알코올성 간장애'는 간장 내에서 중성지방이 쌓여 '알코올성 지방간'을 발병하고, '알코올성 간염'으로 진행되며 '알코올성 간경변'에 이르러 '간암'이라는 심각한 질병으로까지 발전하는 경우가 있다. 침묵의 장기로 불리는 간은 간장애가 일어나도 좀처럼 증상이 나타나지 않는다. 간경변이 되어 복수가 차거나 황달, 정맥류, 토혈 등의 증상이 나타나면 회복을 예측할 수 없지는 않지만 치료가 어려운 상황이라는 사실은 부정할 수 없다.

'바이러스성 간염'은 바이러스가 원인이며 간에 염증이 발생하는 질환이다. 일본에서는 C형 간염(HCV)이 많고 B형 간염과 마찬가지로 혈액이나 체액이 매개가 되어 감염된다. 급성기 증상에서 고칠 수 있는 경우도 있고 만성화되어 간경변이나 간세포암 등의 질병이 발병하는 경우도 있다.

최근 바이러스에 걸리지도 않았는데 간암에 걸리는 사람이 늘어나고 있다. 비만인 사람 대부분에게서 지방간을 볼 수 있는데, 간경변에서 간암으로 진행하는 지방간(비알코올성 지방간염)이 그 원인이다.

간기능 개선은 생활습관을 바꾸는 노력부터 시작해야 한다.

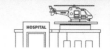

간경변 증상

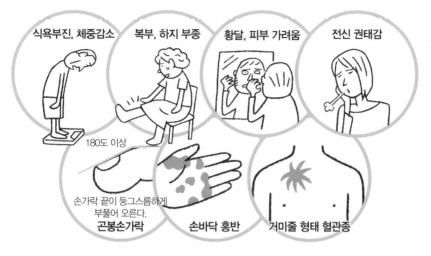

180도 이상

손가락 끝이 둥그스름하게
부풀어 오른다.
곤봉손가락

손바닥 홍반

거미줄 형태 혈관종

117

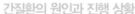

간질환의 원인과 진행 상황

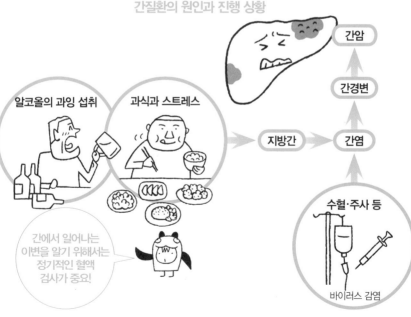

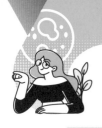

51 담낭과 췌장에 발병하는 질병

주의를 기울여야 하는 결석

'담낭'은 간장에서 분비된 쓸개즙을 십이지장으로 보낼 때까지 일시적으로 저장하는 장기이다. 서양배 모양을 하고 있다. 쓸개즙은 간장에서 생성되는 황갈색 알칼리성 액체로 지방의 소화를 돕는 작용을 한다.

지방을 과잉 섭취하여 쓸개즙 성분(콜레스테롤)이 돌과 같은 상태가 되어 굳는 현상이 담석(담낭이나 쓸개관에 생기는 결석)이다.

'담석증(膽石症)' 중에서 가장 많은 질병이 '담낭 결석(膽囊結石)'인데 그 외에도 담석이 생기는 장소에 따라 '온쓸개관 결석'이나 '간내 결석'이라는 종류가 있다.

일반적인 증상으로는 명치를 중심으로 극심한 통증이 있고 오른쪽 어깨나 등의 통증을 동반하는 경우가 있으며, 혈액검사에서 GOT나 GPT(간세포 장애를 나타내는 값)의 상승이 보이면 담석의 존재를 의심할 수 있다.

'담낭 결석'이 원인이고 쓸개즙의 흐름이 정체되어 세균 감염을 일으킨 질병을 '담낭염'이라고 한다. 전형적인 증상으로 발열, 오른쪽 겨드랑 복부 통증이 있다. 그러나 고령이거나 당뇨병이 있는 경우에는 통증을 느끼지 못할 수 있으므로 주의가 필요하다.

'췌장(膵臟)'은 위 뒷부분에 있는 가늘고 긴 기관으로 췌장을 통해 소화액인 췌장액을 십이지장으로 분비한다. 또한 인슐린이라는 호르몬을 내분비하여 혈액 속 당량을 조절한다. 인슐린의 작용 부족으로 인한 '당뇨병'에도 주의가 필요하다.

'췌장염'에는 '급성 췌장염'과 '만성 췌장염'이 있다. '급성 췌장염'의 가장 많은 원인은 알코올 과음인데 전체의 40%를 차지한다. 다음으로 많은 원

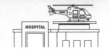

인은 췌관과 쓸개관 사이를 담석이 막고 있는 경우다. 그 외에는 수술이나 내시경 검사 등 의료 행위가 원인이 되어 발생하는 경우, 췌장이나 담도 기형 등 다양한데 원인을 알 수 없는 경우도 약 20%나 된다. 증상은 명치부터 등에 이르기까지 단속적인 통증, 메스꺼움, 발열 등이다.

'만성 췌장염'은 급성 췌장염과 마찬가지로 알코올 과음이 가장 큰 원인이며 남성이 70%를 차지하고 원인 불명인 경우가 약 20%이다. 특히 여성이 걸리는 만성 췌장염의 약 절반가량은 원인을 알 수 없는 '특발성(特發性, 원인 불명의 병이 남에게서 전염되지 않고 저절로 생기는 성질-역주)'으로 여겨지고 있다.

만성 췌장염에 걸리면 질병은 서서히 진행되며 정상 세포가 파괴되어 섬유조직으로 치환되고 소화 흡수 불량이나 당뇨병이 발병한다. 여기까지 진행되었다면 기본적으로 회복되지 않기 때문에 조기 발견 및 치료, 음주나 지방이 많은 식사를 자제하며 자기관리를 하는 습관이 중요하다.

담낭과 췌장에 발병하는 질병

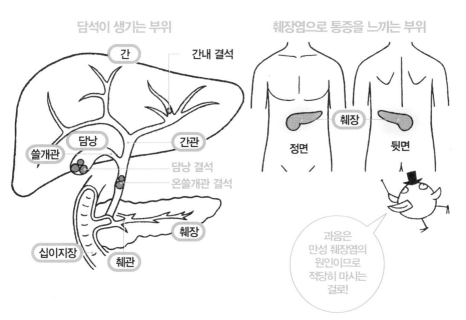

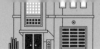

52 호르몬을 분비하는 내분비기관 질병

갑상샘기능항진증과 저하증

'내분비기관'이란 호르몬을 분비하는 기관을 말하며, 호르몬을 분비하는 '샘'이라고 말하기 때문에 '내분비샘'이라고도 한다. 호르몬이란 장기나 조직이 정상적으로 유지되도록 작동하는 미량의 화학물질로 인슐린이나 아드레날린 등 종류도 다양하다. 분비된 호르몬은 혈액 속에 녹아 모세혈관에 도달하기까지 몸 전체를 돌며 각 기관의 기능을 조절한다.

갑상샘에서 생성되고 분비되는 '갑상샘호르몬'의 기능은 물질대사를 촉진시켜 발육이나 성장에 영향을 주며 과하게 분비되거나 부족하면 신체 상태의 밸런스를 망가뜨린다.

'갑상샘기능항진증'은 면역 이상 때문에 일어나는 자가면역질환이다. 혈액 속에 자기 항체가 생겨 자신의 갑상샘을 공격함으로써 갑상샘이 비대해지고 갑상샘호르몬이 과잉 분비되어 발병한다.

'바제도병(Basedow's disease)'은 '갑상샘기능항진증' 중 하나이다. 남녀 비율은 1대 5~6명 정도로 여성에게 많으며, 20~30대에서 많이 볼 수 있다. 증상은 목과 어깨가 연결된 부분의 혹(갑상샘종), 수전증, 생리불순, 불임, 식욕과 관계없는 체중 감소, 감정적으로 변하는 기분, 집중력 저하, 안구 돌출과 같은 증상도 있다.

'갑상샘기능저하증'은 만성적인 갑상샘 염증으로 인해 갑상샘호르몬이 나오지 않아 몸이 붓거나 전신이 나른해지는 등의 증상이 나타나고 신체 동작도, 정신 활동도 활기를 잃게 된다.

이러한 갑상샘호르몬 이상으로 인한 질병의 자세한 원인은 모두 알 수 없으나, '만성갑상샘염(하시모토갑상샘염)'은 자기 면역 질환이 원인이며 갑상샘기능저하증일 때 가장 일어나기 쉬운 질병으로 알려져 있다.

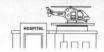

호르몬을 분비하는 내분비계의 역할

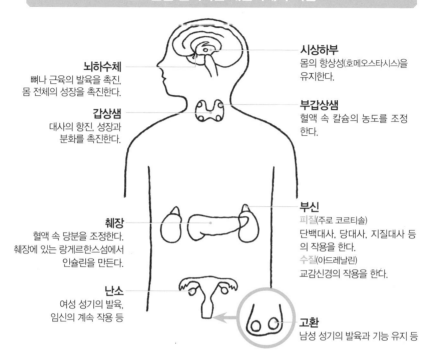

뇌하수체
뼈나 근육의 발육을 촉진.
몸 전체의 성장을 촉진한다.

갑상샘
대사의 항진, 성장과
분화를 촉진한다.

시상하부
몸의 항상성(호메오스타시스)을
유지한다.

부갑상샘
혈액 속 칼슘의 농도를 조정
한다.

부신
피질(주로 코르티솔)
단백대사, 당대사, 지질대사 등
의 작용을 한다.
수질(아드레날린)
교감신경의 작용을 한다.

췌장
혈액 속 당분을 조정한다.
췌장에 있는 랑게르한스섬에서
인슐린을 만든다.

난소
여성 성기의 발육,
임신의 계속 작용 등

고환
남성 성기의 발육과 기능 유지 등

호르몬을 분비하는 내분비기관 질환

갑상샘기능항진증과 저하증의 증상 차이

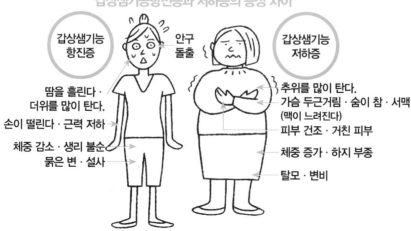

**갑상샘기능
항진증**

안구
돌출

**갑상샘기능
저하증**

땀을 흘린다 ·
더위를 많이 탄다.

손이 떨린다 · 근력 저하

체중 감소 · 생리 불순
묽은 변 · 설사

추위를 많이 탄다.

가슴 두근거림 · 숨이 참 · 서맥
(맥이 느려진다)

피부 건조 · 거친 피부

체중 증가 · 하지 부종

탈모 · 변비

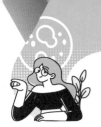
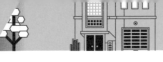

53 비뇨기 질병

빈뇨, 배뇨 장애, 혈뇨 등을 가볍게 여기지 않는다

'비뇨기'란 좌우에 있는 콩팥, 요관, 방광, 요도로 구성된 기관의 총칭이다.

그중에서도 콩팥은 체액의 항상성 유지라는 중요한 역할을 담당하고 있다. 몸 속 좌우에 각각 하나씩 있으며 강낭콩 모양의 장기로 몸이 필요로 하는 영양소와 불필요한 물질을 선별하여 쓸모없는 물질은 오줌을 통해 몸 밖으로 배출하는 기능을 한다. 이 기능이 저하되면 몸 안에 노폐물이 쌓여 여러 가지 질병을 일으킨다.

콩팥병에는 많은 종류가 있으며 '신증후군'은 단일 질병을 가리키는 말은 아닌데 오줌 속에 단백질이 다량으로 나와 혈액 속 단백질이 부족해지는 상태이다. 혈액 속에 가장 많이 있는 알부민이라고 하는 단백질이 감소하면 오줌에서 거품이 나거나 부종(붓기)이라는 공통된 증상을 볼 수 있다.

'신우신염(콩팥 깔때기염)'은 요도에서 방광, 방광에서 콩팥으로 역류한 대장균, 녹농균 등의 세균이 콩팥 조직을 감염시켜 염증을 일으키는 병으로 방광염으로 이행하는 경우도 적지 않다.

'신부전(腎不全)'은 콩팥의 기능이 저하되어 오줌량이 감소하고 체내 수분이나 전해질의 균형이 깨진 상태를 말한다. 원인은 사구체 조직(오줌 형성의 첫 과정)의 기능 저하인데, 이 기능이 60% 이하까지 떨어진 상태를 '신부전'이라고 부른다. '급성신부전(急性腎不全)'은 체액량 저하나 혈액량 감소가 주요 원인인데 '만성신부전(慢性腎不全)'의 가장 큰 원인은 당뇨병이다.

새로운 국민병으로 불리는 '만성콩팥병(CKD)'은 생활습관병이나 만성콩

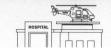

팥염이 원인이고, 초기 자각 증상은 없으며 진행되면 야간뇨, 빈혈, 권태감 등이 나타난다. 콩팥의 작용 지표는 GFR(사구체여과량)로 표시된다.

'요로결석(尿路結石)'은 오줌의 통로인 신우, 신배, 요관, 방광, 요도 등에 돌이 생기는 질병이다. 원인은 식생활과 관련된 부분이 크고 칼슘보다 옥살산이 결석을 쉽게 만든다는 사실을 알 수 있다. 시금치, 커피, 콜라 등이 옥살산을 함유하고 있다. 증상은 돌이 생기는 부위나 크기에 따라 다른데 등, 배의 통증이나 잔뇨감, 혈뇨 등이 나타난다. '전립샘비대증'은 전립샘이 커지고 요도가 가늘어져 배뇨 곤란이나 빈뇨, 요실금 등의 증상이 나타난다. 50세 이상 일본인 남성에게 많이 볼 수 있다(상세한 내용은 104쪽 참조). 여성에게 많은 비뇨기 질병은 방광염이다. 방광에 대장균을 비롯한 균이 침투해 염증을 일으키는 병인데 여성은 요도가 짧아 균이 들어오기 쉽기 때문이다.

비뇨기관의 구조

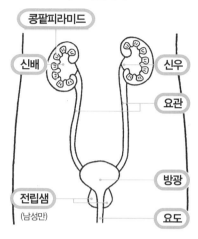

콩팥피라미드
신배
신우
요관
방광
전립샘
(남성만)
요도

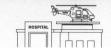

123

비뇨기 질병

증상에 따른 비뇨기 질병

빈뇨 (배뇨 횟수가 많다)
과활동 방광염, 방광염, 자궁근종, 전립샘비대증

배뇨 곤란
전립샘비대증, 급성 신부전(무뇨)

배뇨통을 동반
급성 방광염, 요관 결석, 요도염, 신우염

혈뇨를 동반
급성 신염, 급성 방광염, 콩팥 결석, 방광 결석, 요로 결석

통증이나 고름이 배출 (성병)
임균감염증, 성기 클라미디아감염증

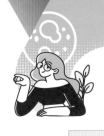

54 중추신경계 질병

신경세포가 모여 중추를 이루고 있는 기관을 '중추신경계'라고 하며, '뇌'와 '척수'가 이에 해당한다. '뇌'는 '대뇌', '뇌줄기(뇌간)', '소뇌'로 구성되어 있으며 '척수'와 함께 '중추신경계'라고 부르기 때문에 중추신경계는 '뇌척수'라고도 한다.

'뇌척수(중추신경)'에서 가지처럼 뻗어 나온 신경섬유가 '말초신경'이며 정보 전달을 담당한다. 말초신경에는 운동신경과 자율신경이 있다.

암, 심장에 이어 세 번째 사망 원인인 '뇌졸중(腦卒中)'은 뇌의 순환장애가 원인으로 의식장애에 빠지고 운동이나 언어장애를 동반하는 질병이다.

뇌졸중을 원인에 따라 크게 나누면 '뇌경색', '뇌출혈', '거미막하출혈'의 세 가지로 나눌 수 있다. '뇌경색'은 뇌의 혈관이 막히는 질병인 데 반해 '뇌출혈'과 '거미막하출혈'은 뇌혈관이 터진다는 차이점이 있다.

'뇌경색(아테로마(Atheroma)혈전성경색)'은 뇌혈관이 막혀 혈액이 지나다닐 수 없게 된 부분이 죽어서 장애가 나타난다. 죽종이라는 죽 형태의 덩어리가 딱딱해져서 생기는 아테로마가 혈전이 되어 경색을 일으킨다.

'뇌출혈(腦出血)'은 뇌 속의 작은 혈관이 끊어지거나 터져서 뇌기능에 여러 가지 장애가 나타나는 질병이다.

'거미막하출혈(거미膜下出血)'은 뇌 표면을 덮고 있는 거미막과 뇌표면과의 사이에 출혈이 일어난 상태이다.

대뇌피질부터 척수를 향해 아래로 내려가는 신경로 중 추체외로에 장애를 일으키는 병이 '추체외로증상(錐體外路症狀)'이며, 대표적인 질병이 '파킨

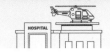

슨병'이다.

대뇌피질에는 언어, 운동, 감각, 감정 등과 관련된 각종 신경세포가 모여 있다. 대뇌피질의 명령을 조절하고 몸의 움직임을 원활하게 하는 역할은 신경전달물질인 '도파민'이 담당하는데 파킨슨병은 이 도파민 신경세포가 파괴되어 도파민이 줄어들어서 생기는 증상이다. 손발의 떨림이나 근육 경직 등 운동 기능에 장애가 나타나는 질병이다.

파킨슨병의 절반에 가까운 환자는 우울 상태이거나 우울증을 합병증으로 가지고 있다고 보고 있다.

'우울증'의 발병 원인도 도파민 이상 때문이라고 알려져 있어 파킨슨병과 밀접한 관련이 있다고 생각한다. 증상으로는 수면장애, 피로감, 권태감, 식욕감퇴, 가슴 두근거림, 숨 막힘 등 다양한 원인이 있다. 또한 '양극성장애'는 조증 상태와 우울증 상태가 반복되는 질환이다.

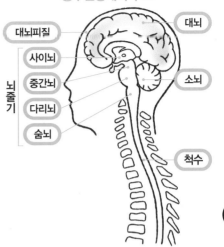

중추신경계의 구조

대뇌피질
사이뇌
중간뇌
다리뇌
숨뇌
뇌줄기
대뇌
소뇌
척수

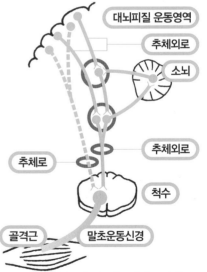

불수의운동을 지배하는 추체외로

대뇌피질 운동영역
추체외로
소뇌
추체외로
추체로
척수
골격근
말초운동신경

골격근이 관여하는 추체로 운동계에 동반되는 근육의 긴장, 이완 등의 운동을 무의식적으로 조정하는 기관이 추체외로.

125

중추신경계 질병

앞으로의 의료 체계

의료계는 향후 초고령화, 도시화, 과소화라는 사회 현상의 문제와 함께 만성 질환의 증대, 치유가 어려운 난치병의 치료법 등과 같은 과제가 산적해 있다.

이런 사회 환경에 대처하는 'ICT(Information and Communication Technology, 정보통신기술)'를 활용한 의료가 필수불가결한 상황임을 누구나 예상할 수 있다.

전문 의사가 없는 지역의 환자나 독거노인도 ICT를 활용하여 원격치료나 돌봄 등을 통해 전문 의료와 생활지원을 받을 수 있기를 기대한다.

지역이나 전국 어디서나 누구라도 자신의 건강, 의료, 간호 정보의 네트워크가 가능하고, 의사와 안전하게 공유하며 주치의와 연계하면서 지속적인 진료나 케어를 받는 시스템이 중요하다. 이런 사회 구조가 검사나 약의 중복 처방을 피할 수 있고 부담도 경감된다.

또한 빅데이터의 활용과 'AI(Artificial Intelligence, 인공지능)'를 이용한 분석을 통해 현재 진단이나 치료가 어렵다고 여겨지는 질환도 개인의 증상이나 체질에 맞는 신속하고 정확한 검사, 진단, 치료를 받을 수 있을 것이다.

질병으로 고통 받는 다양한 환자 한 사람 한 사람에 맞는 보험의료 시스템이 앞으로 더욱 중요하다고 할 수 있다.

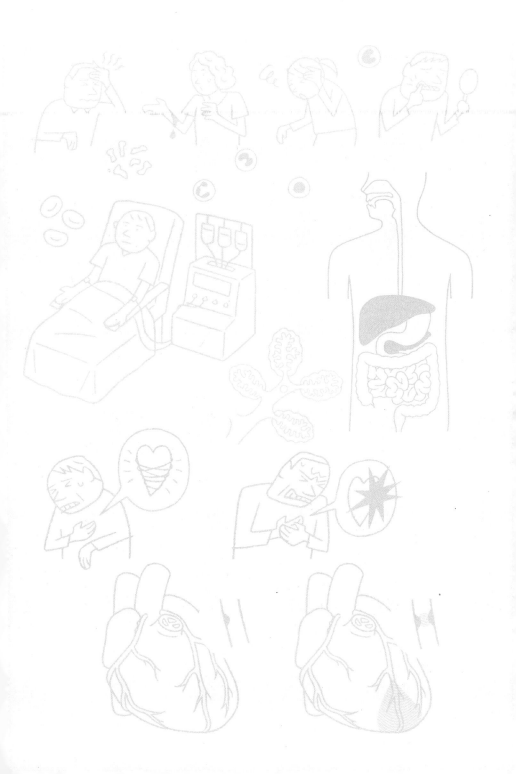

잠 못들 정도로 재미있는 이야기

병리학

2021. 3. 12. 초 판 1쇄 인쇄
2021. 3. 17. 초 판 1쇄 발행

감　수 ｜ 시가 미쓰구(志賀貢)
감　역 ｜ 윤관현
옮긴이 ｜ 정세환
펴낸이 ｜ 이종춘
펴낸곳 ｜ BM ㈜도서출판 성안당
주소 ｜ 04032 서울시 마포구 양화로 127 첨단빌딩 3층(출판기획 R&D 센터)
｜ 10881 경기도 파주시 문발로 112 파주 출판 문화도시(제작 및 물류)
전화 ｜ 02) 3142-0036
｜ 031) 950-6300
팩스 ｜ 031) 955-0510
등록 ｜ 1973. 2. 1. 제406-2005-000046호
출판사 홈페이지 ｜ **www.cyber.co.kr**
ISBN ｜ 978-89-315-8963-4 (03510)
｜ 978-89-315-8889-7 (세트)
정가 ｜ 9,800원

이 책을 만든 사람들
책임 ｜ 최옥현
진행 ｜ 최동진
본문 · 표지 디자인 ｜ 이대범
홍보 ｜ 김계향, 유미나
국제부 ｜ 이선민, 조혜란, 김혜숙
마케팅 ｜ 구본철, 차정욱, 나진호, 이동후, 강호묵
마케팅 지원 ｜ 장상범, 박지연
제작 ｜ 김유석

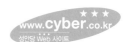